Hafer-Kur-Kochbuch für Anfänger:

Nährstoffreiche und einfache Rezepte für mehr Vitalität mit Anleitungen zu einer gesunden Lebensweise und Stoffwechselaktivierung

Neele Obermann

Inhaltsübersicht

Einführung

Inmitten der Hektik unseres Alltags stellen wir unsere Gesundheit regelmäßig auf die lange Bank. In der heutigen Welt befinden wir uns in einem Strudel aus Stress, Bequemlichkeit und einer Fülle von Nahrungsmittelalternativen, die nicht immer so gesundheitsfördernd sind, wie wir es gerne hätten. Wenn Sie sich jemals in einer Situation befunden haben, in der Sie eine direkte Lösung brauchten, ein natürliches Heilmittel, das nicht nur die Symptome lindert, sondern auch den Problemen, die Sie mit Ihrer Gesundheit haben, auf den Grund geht, dann sind Sie auf dem richtigen Weg. Die ermutigende Nachricht ist, dass Sie nicht der Einzige sind, dem es so geht. Es besteht die Möglichkeit, dass sich Ihre Reise in die Welt des Hafers als die Erfahrung erweisen wird, die Ihr Leben völlig verändern wird, was genau das ist, worauf Sie gewartet haben.

Die Spannungen, die Sie am Vortag erlebt haben, lassen Sie beim Aufwachen groggy und erschöpft wirken. Ihr Körper hat das Gefühl, dass er durch den Druck, der auf Ihnen lastet, belastet wird. Es ist möglich, dass Sie mit Magenproblemen zu kämpfen haben, oder dass Sie unter anhaltenden Energietiefs leiden, die Sie wie einen aufgeblasenen Ballon fühlen lassen. Beide Möglichkeiten sind durchaus denkbar. Stellen Sie sich nun eine Welt vor, in der sich ein einziges Korn als Schlüssel zu einer gesünderen und lebendigeren Version von Ihnen selbst erweist. Wie würde das aussehen? Sind Sie neugierig? So sollten Sie es sein. The Oat Cure Guide & Cookbook ist eine Reise, die Ihre Wahrnehmung der Welt des Hafers verändern wird, in der Einfachheit und tiefgreifende Heilung zusammenkommen. Wir freuen uns, Sie zu diesem Abenteuer begrüßen zu dürfen, und hoffen, dass Sie es lehrreich und unterhaltsam finden werden.

Wenn man mit den Herausforderungen konfrontiert wird, die das Leben einem stellt, egal wie groß oder klein sie sind, könnte man den Eindruck haben, dass man versucht, den Weg durch ein Labyrinth ohne Karte zu finden. Für manche Menschen kann der tägliche Kampf mit Verdauungsbeschwerden, Energieschwankungen und der ständigen Suche nach allgemeinem Wohlbefinden eine belastende Erfahrung sein. Es gibt viele Menschen, denen es genauso geht wie Ihnen, und wenn Sie schon einmal auf eine natürliche Lösung gehofft haben, sind Sie nicht allein. Dieses Buch wurde speziell für dieses Ziel geschrieben. Dieses Buch ist mehr als nur eine Küche; es ist ein Leitfaden, ein Fahrplan, um die großartigen therapeutischen Eigenschaften des Hafers zu nutzen, um die Hindernisse zu überwinden, mit denen Sie in Bezug auf Ihre Gesundheit konfrontiert sind. Dieses Buch ist mehr als nur ein Kochbuch.

Was ist der Grund für die Verwendung von Hafer? Was macht ihn im Bereich Wellness und Kulinarik zu einem der unbesungenen Helden der Branche? Heute geht es nicht mehr nur um das Frühstück, sondern um einen ganzheitlichen Gesundheitsansatz, bei dem Einfachheit, Ernährung und die uralte Erkenntnis im Mittelpunkt stehen, dass die Antworten manchmal an den unscheinbarsten Orten zu finden sind. Das Frühstück ist nicht mehr das Einzige, was zählt. In den kommenden Kapiteln werden wir einen tieferen Blick in das komplexe Netzwerk des Hafers werfen und seine Fähigkeit entdecken, unseren Körper von innen heraus zu beruhigen, zu heilen und zu nähren.

Wenn Sie in diesem Buch blättern, sollten Sie sich darauf einstellen, dass Sie mehr als nur Rezepte darin finden. Dieses Buch wird Ihr Reisebegleiter sein, wenn Sie sich auf eine Reise der Selbstentdeckung und Stärke begeben. Während dieses Kurses werden Sie das Wissen erlernen, das notwendig ist, um Mahlzeiten zuzubereiten, die nicht nur Ihren Geschmackssinn befriedigen, sondern auch bestimmte Gesundheitsprobleme angehen. Jede Seite ist ein Schritt auf dem Weg zu einer gesünderen und glücklicheren Version von sich selbst, von Lebensmitteln, die den Verdauungstrakt schonen, bis hin zu leckeren Snacks, die das Energieniveau steigern.

Möglicherweise fragen Sie sich, warum Sie zu diesem Zeitpunkt Ihr Vertrauen in diese Beratung setzen sollten. Das ist ein Thema, das eine Überlegung wert ist. Die Person, die für diese Behauptungen verantwortlich ist, ist nicht nur jemand, der ein tiefes Interesse an Hafer hat, sondern ein erfahrener Reisender, der die Bereiche der kulinarischen und der Wellness-Industrie erkundet. Mit dem Ziel, die Geheimhaltung der Informationen zu wahren, möchte ich Ihnen versichern, dass dieser Leitfaden von einer Person verfasst wurde, die nicht nur die Gelegenheit hatte, die transformative Kraft des Hafers persönlich zu erfahren, sondern die auch viel Zeit damit verbracht hat, sich über die Wissenschaft, die diesem Phänomen zugrunde liegt, zu informieren. Vielen Dank für Ihre Zeit und Aufmerksamkeit. Das Fachwissen, das sie besitzen, ist nicht nur akademisch, sondern auch praktisch, und es ist die Folge eines echten Wunsches, die Geheimnisse der Natur zu erörtern, um das Leben anderer Menschen zu verbessern.

Wenn Sie also gewillt sind, dem Kreislauf der Gesundheitsprobleme ein Ende zu setzen, wenn Sie bereit sind, einen Weg zu beschreiten, auf dem die Lösung so einfach ist wie eine Schüssel Haferflocken, und wenn Sie nach einem Ratgeber suchen, der Sie auf einer persönlichen Ebene anspricht, dann brauchen Sie nicht länger zu suchen. Dieses Buch ist mehr als nur ein Rezept; es ist Ihr Pass für ein Leben, in dem Gesundheit keine ferne Fantasie ist, sondern eine reale und zugängliche Realität. Dieses Buch ist Ihre Eintrittskarte in ein Leben, in dem Gesundheit keine ist.

Im Haferkur-Ratgeber & Kochbuch wird die außergewöhnliche Kraft des Hafers auf einfache und leicht verständliche Weise in Ihren Alltag gebracht. Machen Sie sich bereit, loszulegen! Auf dem Weg zu einer besseren und gesünderen Version von sich selbst ist dies mehr als nur ein Buch; es ist Ihr Partner auf dieser Reise. Es ist fast an der Zeit, die Reise anzutreten.

Die Heilkraft Des Hafers Für Das Wohlbefinden Nutzen

Einleitung:

Für diejenigen, die sich für ganzheitliche Gesundheit und natürliche Heilmethoden interessieren, sind die Heilkräfte des Hafers ein faszinierendes Thema. Der Nährwert von Hafer, der formal als Avena sativa bezeichnet wird, sowie seine Vielseitigkeit in der kulinarischen Welt sind schon seit relativ langer Zeit bekannt. Doch Hafer ist nicht nur eine nahrhafte Frühstücksvariante, sondern wird seit langem auch als Heilmittel verwendet, was ihm einen wichtigen Platz in der alternativen und traditionellen Medizin eingebracht hat. Um die außergewöhnlichen gesundheitlichen Vorteile zu beleuchten, die in der heutigen Zeit bekannt geworden sind, wird in dieser eingehenden Untersuchung auf die therapeutischen Elemente des Hafers eingegangen und dabei seine historische Verwendung zu medizinischen Zwecken dokumentiert.

Überblick über die heilenden Eigenschaften von Hafer:

Hafer ist reich an einer Vielzahl von Nährstoffen, die einen wesentlichen Beitrag zu seinen wunderbaren gesundheitsfördernden Eigenschaften leisten. Zu den wichtigsten Bestandteilen gehören Beta-Glucane, eine Form von löslichen Ballaststoffen, die für ihre Fähigkeit bekannt sind, das Immunsystem zu modulieren und den Cholesterinspiegel zu senken. Im Verdauungstrakt verbinden sich diese Betaglucane zu einer gelartigen Substanz. Diese gelartige Substanz trägt zur Regulierung des Blutzuckerspiegels bei und fördert das Sättigungsgefühl. Daher ist Hafer eine ausgezeichnete Wahl für Menschen, die mit Diabetes zu kämpfen haben oder ihr Gewicht kontrollieren wollen.

Ein einzigartiges Profil an Antioxidantien, darunter Avenanthramide, ist einer der vielen Vorteile, die Hafer neben seinem hohen Ballaststoffgehalt bietet. Da diese Stoffe auch entzündungshemmend und juckreizstillend wirken, ist Hafer besonders vorteilhaft für die Behandlung von Hautkrankheiten wie Hautunreinheiten. Das Vorhandensein von Vitaminen und Mineralien wie Magnesium, Eisen und B-Vitaminen ist ein weiterer Faktor, der zum Gesamternährungswert von Hafer beiträgt, wenn man ihn in Betracht zieht.

Hafer ist ein vielseitiges Lebensmittel, das auf unterschiedliche Weise zubereitet werden kann, z. B. als Haferkleie, Hafermehl, Haferflocken und Hafermilch. Diese Vielfalt erstreckt sich auch auf die Anpassungsfähigkeit des Lebensmittels. Dank dieser Anpassungsfähigkeit kann der Einzelne Hafer leicht in seine Ernährung aufnehmen, was die Möglichkeit eröffnet, das Wohlbefinden zu verbessern.

Historische Verwendung von Hafer zu medizinischen Zwecken:

Es gibt Belege dafür, dass Hafer seit Hunderten von Jahren für medizinische Zwecke verwendet wird, und historische Aufzeichnungen zeigen, dass er in die traditionellen Heilpraktiken einer Vielzahl verschiedener Kulturen integriert wurde. So war Hafer bei den alten Ägyptern für seine nährenden Eigenschaften bekannt und wurde zur Behandlung von Hautkrankheiten eingesetzt. Auch die alten Griechen und Römer erkannten das therapeutische Potenzial des Hafers und nutzten ihn zur Behandlung von Nervenleiden und als allgemeines Stärkungsmittel.

Im Laufe des Mittelalters wurde Hafer in Europa als Grundnahrungsmittel für Mensch und Tier immer beliebter. Die Anerkennung des Hafers als wertvolle Nahrungs- und Futterquelle breitete sich immer weiter aus, und im 17. Jahrhundert begannen Kräuterkundler und Heiler, die therapeutischen Eigenschaften des Hafers zu nutzen. Um Hautkrankheiten zu heilen und den Heilungsprozess von Wunden zu beschleunigen, wurden häufig aus Hafer hergestellte Umschläge verwendet.

Im 19. Jahrhundert, als das Interesse an der Kräutermedizin stark zunahm, wurde Hafer in einer Vielzahl von Formeln verwendet. Die Kräuterkundler dieser Zeit empfahlen den Verzehr von Hafer zur Linderung von nervöser Müdigkeit, Schlaflosigkeit und sogar von Krankheiten wie Rheuma. Hafer blieb bis weit ins 20. Jahrhundert hinein als wertvolles therapeutisches Mittel anerkannt, auch wenn das Aufkommen pharmazeutischer Behandlungen die Verwendung traditioneller Arzneimittel teilweise verdrängte.

Zeitgenössische Wiederentdeckung und wissenschaftliche Validierung:

In den letzten Jahrzehnten hat das Interesse an den therapeutischen Vorteilen von Hafer eine Renaissance erlebt, die sowohl durch das traditionelle Wissen der Menschen als auch durch die wissenschaftliche Erforschung des Themas vorangetrieben wurde. Die in Hafer enthaltenen bioaktiven Chemikalien wurden von Forschern untersucht, und die Ergebnisse haben gezeigt, dass diese Verbindungen in der Lage sind, einer Vielzahl von Gesundheitsstörungen vorzubeugen und sie zu behandeln.

Die kardiovaskulären Vorteile von Hafer, insbesondere im Hinblick auf die Senkung des Cholesterinspiegels, wurden in zahlreichen Studien untersucht. Es hat sich gezeigt, dass Beta-Glucane den LDL-Cholesterinspiegel wirksam senken können, so dass Hafer aus klinischer Sicht zu den Lebensmitteln gehört, die für das Herz-Kreislauf-System von Vorteil sind. Personen, die daran interessiert sind, ihre kardiovaskuläre Gesundheit durch eine Ernährungsumstellung zu verbessern, sollten dies in Betracht ziehen, da es wichtige Auswirkungen hat.

Hafer hat sich als vielversprechend bei der Regulierung des Blutzuckerspiegels erwiesen, was ihn zu einem wichtigen Bestandteil der Ernährung von Menschen macht, die an Diabetes erkrankt sind oder bei denen ein entsprechendes Risiko besteht. Insbesondere hat sich Hafer als vorteilhaft für die Gesundheit des Herzens erwiesen. Hafer enthält lösliche Ballaststoffe, die eine wichtige Rolle bei der Aufrechterhaltung eines stabilen Blutzuckerspiegels spielen, indem sie eine nicht verbrauchbare Energiequelle darstellen und die Wahrscheinlichkeit von schnellen Blutzuckerspitzen und -abstürzen verringern.

Im Bereich der Dermatologie haben Avenanthramide aufgrund ihrer entzündungshemmenden und antioxidativen Eigenschaften Aufmerksamkeit erregt. Bei der Behandlung von Hautproblemen wie Ekzemen und Psoriasis werden Formulierungen auf Haferbasis zunehmend auf ihre potenzielle Wirkung hin untersucht. Die Flexibilität von Hafer zeigt sich auch darin, dass er ein beliebter Bestandteil von Hautpflegeprodukten ist, da er eine beruhigende Wirkung auf gereizte Haut hat.

Praktische Anwendungen und Heilmittel auf Haferbasis:

Es gibt eine Vielzahl von Möglichkeiten, Hafer in den Alltag einzubauen, von einfachen Änderungen in der Ernährung bis hin zur Entwicklung aktueller Behandlungen. Ein Beispiel: Haferflocken sind eine Frühstücksvariante, die sowohl nahrhaft als auch bequem sein kann. Die Zugabe von Früchten, Nüssen und Joghurt zu Haferflocken verbessert nicht nur den Geschmack der Mahlzeit, sondern erhöht auch die Menge der enthaltenen Nährstoffe.

Hafermilch erfreut sich zunehmender Beliebtheit als milchfreie Alternative mit einer cremigen Textur und einem moderaten, angenehmen Geschmack. Sie ist eine praktische Option für Menschen, die nach einem milchfreien Ersatz suchen. Hafermehl ist eine glutenfreie Alternative, die beim Backen verwendet werden kann. Es verleiht einer breiten Palette von Lebensmitteln einen nussigen Geschmack und lässt sich gut verwenden.

Darüber hinaus gibt es eine Vielzahl von topischen Behandlungen für Hafer. Es ist üblich, haferhaltige Umschläge, Balsame und Cremes aufzutragen, um die empfindliche Haut zu beruhigen und den Heilungsprozess zu fördern. Haferbäder, bei denen dem Badewasser fein zerkleinerter Hafer zugesetzt wird, werden traditionell zur Behandlung von Krankheiten wie Windpocken und Sonnenbrand eingesetzt. Diese Bäder lindern Juckreiz und Entzündungen.

Wenn man die medizinischen Eigenschaften von Hafer untersucht, stößt man auf eine einzigartige Schnittstelle zwischen traditioneller Medizin und moderner wissenschaftlicher Forschung. Von den alten Zivilisationen, die den Hafer als Nahrungsquelle erkannten, bis hin zu modernen Studien, die seine gesundheitlichen Vorteile bestätigen, hat der Hafer den Test der Zeit als vielseitiger und therapeutischer Verbündeter überdauert.

Hafer spielt nach wie vor eine wichtige Rolle bei der Förderung des Wohlbefindens, sei es als nahrhafte Frühstücksalternative, als Bestandteil von Hautpflegeroutinen oder bei der Entwicklung von pharmazeutischen Produkten. Der bescheidene Hafer erweist sich als ein starkes und zugängliches Mittel für Menschen, die auf der Suche nach einem Weg zum Wohlbefinden sind, der in der Tradition verankert und durch wissenschaftliche Studien gestützt ist, während wir uns in einer Zeit bewegen, die großen Wert auf natürliche Heilmittel und ganzheitliche Ansätze für die Gesundheit legt.

Gesundheitliche Vorteile Von Hafer

Das ernährungswissenschaftliche Kraftpaket: Die gesundheitlichen Vorteile von Hafer enthüllen

Hafer, der häufig als morgendliches Grundnahrungsmittel gelobt wird, hat aufgrund seines hervorragenden Nährwertprofils und seiner zahlreichen gesundheitlichen Vorteile viel Aufmerksamkeit erregt. Der Zusatz von Hafer zu einer ausgewogenen Ernährung ist nicht nur vorteilhaft, sondern auch vielseitig, denn er ist reich an wichtigen Elementen. Im Rahmen dieser eingehenden Untersuchung werden der Nährstoffreichtum von Hafer sowie sein bedeutender Einfluss auf die Gesundheit des Verdauungssystems und des Herz-Kreislauf-Systems untersucht.

Nährwertprofil von Hafer:

Hafer, der zur Pflanzenfamilie der Avena sativa gehört, gilt nach den Erkenntnissen der Wissenschaft als Vollkorngetreide mit einem außergewöhnlichen Nährwertprofil. Da Hafer eine Quelle komplexer Kohlenhydrate ist, die bekanntermaßen für eine konstante Energiezufuhr sorgen, eignet er sich hervorragend für eine sättigende und nährstoffreiche Mahlzeit. Hafer enthält nicht nur eine hohe Konzentration an Ballaststoffen, vor allem an Beta-Glucanen, sondern bietet auch Ballaststoffleistungen.

1. **Ballaststoffgehalt:** Hafer ist bekannt für seinen hohen Gehalt an Ballaststoffen, wobei ein wesentlicher Bestandteil dieser Ballaststoffe lösliche Ballaststoffe sind, genauer gesagt Beta-Glucane. Diese löslichen Ballaststoffe helfen nicht nur bei der Verdauung, sondern spielen auch eine wichtige Rolle bei einer Vielzahl anderer Aspekte der persönlichen Gesundheit.
2. **Eiweiß:** Hafer ist eine ausgezeichnete Quelle für pflanzliches Eiweiß. Das Eiweiß in Hafer ist von hoher Qualität und trägt zur Gesamtproteinaufnahme in einer ausgewogenen Ernährung bei. Obwohl der Proteingehalt von Hafer nicht mit dem von Fleisch oder Milchprodukten vergleichbar ist, ist er doch von sehr hoher Qualität.
3. **Mikronährstoffe:** Mangan, Phosphor, Magnesium und B-Vitamine sind nur einige der lebenswichtigen Vitamine und Mineralien, die in ausreichender Menge in Hafer zu finden sind. Mikronährstoffe wie diese sind für die Erhaltung der Knochengesundheit, des Energiestoffwechsels und der allgemeinen Gesundheit und des Wohlbefindens äußerst wichtig.

4. **Antioxidantien:** Antioxidantien wie Avenanthramide, die in Hafer vorkommen, werden mit einer Reihe von gesundheitlichen Vorteilen in Verbindung gebracht, darunter juckreiz- und entzündungshemmende Eigenschaften. Die Antioxidantien in Hafer tragen wesentlich zu den positiven Auswirkungen von Hafer auf die Gesundheit bei.

Hafer und Herzgesundheit:

Der Zusammenhang zwischen Hafer und Herzgesundheit gehört zweifellos zu den Aspekten, die am meisten Beachtung finden und am gründlichsten erforscht worden sind. Ein regelmäßiger Verzehr von Hafer kann erhebliche Vorteile für die Gesundheit des Herz-Kreislauf-Systems mit sich bringen.

1. **Cholesterin-Management:** Es ist erwiesen, dass Beta-Glucane, die löslichen Ballaststoffe im Hafer, den Cholesterinspiegel senken können. Die Wirkungsweise besteht darin, dass die Menge an Cholesterin, die im Darm absorbiert wird, gesenkt wird, was letztlich zu einer Verringerung des Gesamtcholesterinspiegels im Blut führt. Dies wiederum verringert die Wahrscheinlichkeit, an Herz-Kreislauf-Erkrankungen und Schlaganfällen zu erkranken.
2. **Blutdruckregulierung:** Die in Hafer enthaltenen Stoffe können bei der Regulierung des Blutdrucks helfen. Das Vorhandensein von Ballaststoffen, Antioxidantien und bestimmten Nährstoffen wirkt zusammen, um die Funktion der Blutgefäße zu verbessern, was wiederum zur Aufrechterhaltung eines gesunden Blutdrucks beiträgt.
3. **Entzündungshemmende Wirkung:** Anhaltende Entzündungen sind einer der Faktoren, die zu Herzkrankheiten beitragen. Entzündungshemmende Eigenschaften haben die Antioxidantien, die in Hafer enthalten sind, insbesondere die Avenanthramide. Diese Antioxidantien haben das Potenzial, das Herz-Kreislauf-System durch die Verringerung von Entzündungen zu schützen.
4. **Vorbeugung von Atherosklerose:** Die in Hafer enthaltenen Ballaststoffe helfen nicht nur bei der Regulierung des Cholesterinspiegels, sondern spielen auch eine Rolle bei der Vorbeugung von Arteriosklerose. Eine der Möglichkeiten, wie Hafer zur Vorbeugung von Atherosklerose beiträgt, ist die Erhaltung der Gesundheit der Gefäße. Atherosklerose ist gekennzeichnet durch die Verhärtung und Verengung der Arterien infolge der Bildung von Plaque.

Hafer für die Gesundheit der Verdauung:

Neben seinen positiven Auswirkungen auf die kardiovaskuläre Gesundheit wird Hafer auch wegen seiner hervorragenden Wirkung auf die Verdauungsgesundheit gelobt. Da Hafer sowohl lösliche als auch unlösliche Ballaststoffe enthält, ist er für das Verdauungssystem von Vorteil und trägt zu seiner allgemeinen Gesundheit bei.

1. **Fördert einen regelmäßigen Stuhlgang:** Hafer enthält eine hohe Konzentration an unlöslichen Ballaststoffen, die zur Bildung von Stuhl beitragen und einen regelmäßigen Stuhlgang fördern. Dies kann besonders für Menschen hilfreich sein, die mit Verstopfung zu kämpfen haben.
2. **Unterstützung der Darmmikrobiota:** Hafer enthält eine Art von Ballaststoffen, die als Präbiotikum fungieren, was bedeutet, dass sie das Wachstum und die Aktivität nützlicher Bakterien im Verdauungstrakt fördern. Für eine ausgezeichnete Verdauung und ein allgemeines Wohlbefinden ist es notwendig, ein gesundes Gleichgewicht der Mikrobiota im Darm zu erhalten.
3. **Behandlung des Reizdarmsyndroms (IBS):** Hafer wird häufig als Nahrungsergänzung für Personen mit Reizdarmsyndrom empfohlen. Die löslichen Ballaststoffe in Hafer können zur Linderung der Symptome beitragen, indem sie den Stuhlgang regulieren und eine beruhigende Wirkung auf den Verdauungstrakt haben.
4. **Blutzuckerregulierung:** Die löslichen Ballaststoffe in Hafer spielen auch eine Rolle bei der Regulierung des Blutzuckerspiegels. Sie verlangsamen die Verdauung und Aufnahme von Kohlenhydraten und verhindern so ein schnelles Ansteigen und Abfallen des Blutzuckerspiegels. Dies macht Hafer zu einem geeigneten Lebensmittel für Diabetiker oder Menschen, die ihren Blutzuckerspiegel kontrollieren wollen.

Zusammenfassend lässt sich sagen, dass Hafer ein nahrhaftes Kraftpaket ist, das eine breite Palette von gesundheitlichen Vorteilen bietet. Aufgrund seines umfassenden Nährstoffprofils und seiner positiven Auswirkungen auf die Gesundheit des Verdauungssystems und des Herz-Kreislauf-Systems ist Hafer eine anpassungsfähige und leicht verfügbare Ergänzung für eine gesundheitsorientierte Ernährung. Ob in Form einer beruhigenden Schüssel Haferflocken, als Bestandteil von Smoothies oder als Grundlage für gesunde Snacks - Hafer bietet eine köstliche und nährstoffreiche Methode zur Verbesserung der allgemeinen Gesundheit und Vitalität. Die zahlreichen Vorteile, die Hafer bietet, zu nutzen, ist nicht nur eine Frage des guten Geschmacks, sondern auch ein Schritt in Richtung eines gesünderen und zufriedeneren Lebensstils.

Gesundheitliche Vorteile von Hafer

Hafer, ein sowohl flexibles als auch nährstoffreiches Getreide, wird seit langem wegen seiner gesundheitlichen Vorteile verehrt. Hafer, der für die Ernährung vieler Menschen auf der ganzen Welt unverzichtbar ist, hat ein bemerkenswertes Nährwertprofil, das weit über die Rolle eines bloßen Nahrungsmittels hinausgeht. Im Rahmen dieser eingehenden Untersuchung werden die zahlreichen gesundheitlichen Vorteile von Hafer beleuchtet und die Auswirkungen auf die Gesundheit des Verdauungssystems und des Herz-Kreislauf-Systems beleuchtet.

Nährwertprofil von Hafer:

Aufgrund der Fülle an lebenswichtigen Nährstoffen, die er enthält, ist Hafer eine hervorragende Ergänzung zu einer sorgfältig ausgewogenen Ernährung. Sie sind eine wunderbare Quelle komplexer Kohlenhydrate, die eine konstante Energiefreisetzung ermöglichen, und sie sind eine Energiequelle. Außerdem enthält Hafer einen hohen Anteil an Ballaststoffen, insbesondere an Beta-Glucanen, einer Form von löslichen Ballaststoffen, die für ihre cholesterinsenkende Wirkung bekannt sind.

Eine einzige Portion Hafer enthält eine beträchtliche Menge an Vitaminen und Mineralstoffen. Dazu gehören Mangan, Phosphor, Magnesium und B-Vitamine wie Thiamin und Pantothensäure. Dieses vielfältige Nährstoffprofil ist einer der Faktoren, die zu den allgemeinen gesundheitlichen Vorteilen beitragen, die mit dem täglichen Verzehr von Hafer verbunden sind.

Hafer und Herzgesundheit:

Hafer hat sich nachweislich positiv auf die Gesundheit des Herzens ausgewirkt, was einer der am besten dokumentierten gesundheitlichen Vorteile von Hafer ist. Einen wesentlichen Beitrag zur Senkung des Cholesterinspiegels leisten die in Hafer enthaltenen löslichen Ballaststoffe, bei denen es sich überwiegend um Beta-Glucane handelt. Im Verdauungstrakt verbinden sich die Beta-Glucane zu einem gelartigen Material. Dieses Gel bindet sich an Cholesterin und unterstützt die Ausscheidung von Cholesterin aus dem Körper. Dieser besondere Mechanismus wird mit einer geringeren Wahrscheinlichkeit der Entwicklung von Herz-Kreislauf-Erkrankungen in Verbindung gebracht.

Die cholesterinsenkende Wirkung von Hafer wird durch eine Vielzahl von Forschungsstudien belegt. Nach den Ergebnissen einer Metaanalyse, die im American Journal of Clinical Nutrition veröffentlicht wurde, kann der tägliche Verzehr von Hafer zu einer deutlichen Senkung des Gesamtcholesterinspiegels und des Low-Density-Lipoprotein-Cholesterins (LDL-C) führen, dem "schlechten" Cholesterin, das mit Herzkrankheiten in Verbindung gebracht wird.

Darüber hinaus enthält Hafer Antioxidantien wie Avenanthramide, die die Fähigkeit haben, Entzündungen zu verringern, und sich positiv auf die Gesundheit des Herz-Kreislauf-Systems auswirken können. Diese Antioxidantien senken nicht nur das Arterioskleroserisiko und verbessern die allgemeine Gesundheit des Herzens, sondern tragen auch dazu bei, die Arterien vor den schädlichen Auswirkungen von oxidativem Stress zu schützen.

Hafer für die Gesundheit der Verdauung:

Darüber hinaus ist Hafer bekannt für seine hervorragende Wirkung auf die Gesundheit des Verdauungssystems sowie für seine positiven Auswirkungen auf das Herz-Kreislauf-System. Der hohe Ballaststoffgehalt von Hafer, der sowohl lösliche als auch unlösliche Ballaststoffe enthält, trägt auf verschiedene Weise zur Erhaltung eines gesunden Verdauungssystems bei.

1. **Unterstützung einer regelmäßigen Darmbewegung:** Das Vorhandensein von unlöslichen Ballaststoffen in Hafer trägt zur Bildung von Stuhl bei, was Verstopfung vorbeugt und einen regelmäßigen Stuhlgang fördert. Menschen, die Schwierigkeiten mit ihrem Verdauungssystem haben, würden von dieser Behandlung enorm profitieren.
2. **Präbiotische Eigenschaften:** Als Präbiotikum liefert Hafer Nahrung für die nützlichen Bakterien, die im Verdauungstrakt wachsen. Diese Bakterien sind für die Fermentierung von löslichen Ballaststoffen verantwortlich, was zur Produktion von kurzkettigen Fettsäuren führt. Diese Säuren tragen zu einem gesunden Milieu im Darm bei und unterstützen die allgemeine Verdauungsgesundheit des Körpers.
3. **Steuerung des Blutzuckerspiegels:** Darüber hinaus tragen die in Hafer enthaltenen löslichen Ballaststoffe zur Regulierung des Blutzuckerspiegels bei. Sie verringern die Geschwindigkeit, mit der Glukose aufgenommen wird, was zu gleichmäßigeren Glukosespiegeln im Blut führt. Dies ist besonders hilfreich für

Menschen, die bereits an Diabetes leiden oder bei denen das Risiko besteht, dass sie in Zukunft daran erkranken.

Es wurde festgestellt, dass der tägliche Verzehr von Hafer mit einem geringeren Risiko für Magen-Darm-Erkrankungen wie Divertikulose und Dickdarmkrebs verbunden ist. Darüber hinaus tragen die in Hafer enthaltenen Ballaststoffe zu einem Sättigungsgefühl bei, was wiederum zur Gewichtskontrolle beiträgt, indem die aufgenommene Kalorienmenge reduziert wird.

Schlussfolgerung:

Es ist wichtig zu wissen, dass die gesundheitlichen Vorteile von Hafer weit über seinen Ruf als nahrhafte Frühstücksvariante hinausgehen. Hafer ist ein Superfood, das in unsere Ernährung aufgenommen werden sollte, weil es ein hohes Nährwertprofil und eine Vielzahl von positiven Auswirkungen auf die Verdauung und die Herzgesundheit hat. Er sollte in unserer Ernährung eine wichtige Rolle spielen. Die Anpassungsfähigkeit von Hafer macht es einfach, von den gesundheitlichen Vorteilen zu profitieren, die er bietet, sei es, dass er in Form von Haferflocken verzehrt wird, dass er in Smoothies verarbeitet wird oder dass er zum Backen verwendet wird. Während wir die komplexen Zusammenhänge zwischen Ernährung und Gesundheit weiter erforschen, erweist sich Hafer als unkomplizierter, aber wirkungsvoller Verbündeter auf dem Weg zu einem gesünderen und vitaleren Leben.

Anfang des Formulars

Frühstücks-Rezepte

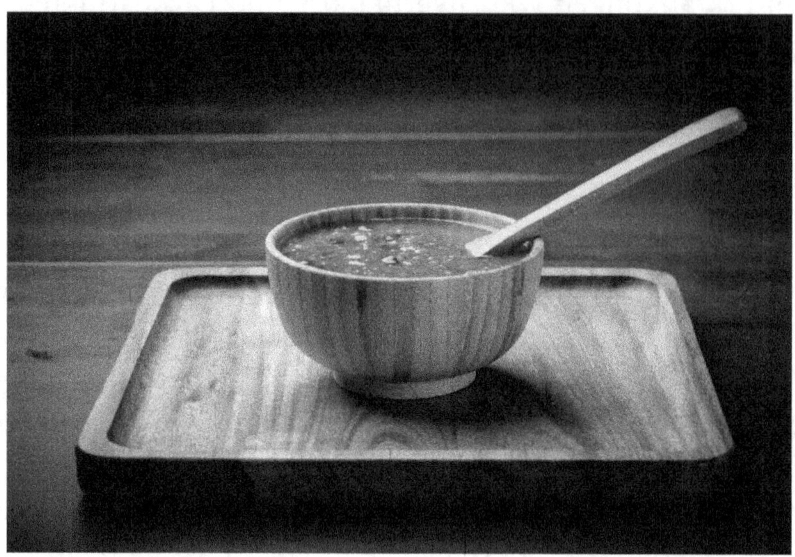

- Zubereitungszeit: 10 Minuten
- Zubereitungszeit: 10 Minuten
- Reicht für: 2

Zutaten:

- 115 g Haferflocken
- 250 ml Milch
- 45 g Erdnussbutter
- 15 g Honig
- 1 reife Banane, in Scheiben geschnitten
- 10 Blaubeeren
- 5 g Chiasamen
- 1 Prise Salz
- 45 g geröstete Walnüsse, gehackt

Anweisungen

1. Die Milch sollte in einen Topf gegossen werden.
2. Nach der Zugabe lassen Sie die Haferflocken insgesamt acht Minuten köcheln.

3. Nach der Zugabe des Salzes die Zutaten gründlich vermischen. Bitte schalten Sie den Herd aus.
4. Bitte lassen Sie es abkühlen.
5. Honig und Erdnussbutter sollten zusammen untergemischt werden.
6. Die in Scheiben geschnittenen Bananen, Blaubeeren, Chiasamen und Walnüsse sollten über den Joghurt gestreut werden.

2. Gebackener Hafer

Haferflocken, Joghurt und frische Beeren sind die Zutaten für diese kleine Tasse gebackener Haferflocken. Als zusätzlicher Vorteil liefert das Gericht auch den Nährwert eines Eies.

- Zubereitungszeit: 10 Minuten
- Zubereitungszeit: 30 Minuten
- Reicht für: 2

Zutaten:

- 2 Eier
- 250mlyogurt
- 115 g Hafer
- 115 g Heidelbeeren und Himbeeren
- 1 Prise Salz
- 1 Teelöffel Vanilleextrakt
- 30 g Honig

Anweisungen

1. Erhöhen Sie die Temperatur Ihres Ofens auf 380 Grad Fahrenheit.
2. Ihre Backförmchen sollten gefettet sein.
3. Die Eier mit einem Mixer verquirlen. Den Joghurt nach dem Einfüllen gründlich mischen.
4. Nach dem Hinzufügen von Honig und Haferflocken die Zutaten gründlich vermischen.
5. Das Salz und den Vanilleextrakt untermischen. Die Früchte sollten untergehoben werden. Noch einmal mischen.
6. Die Flüssigkeit in die Miniaturformen gießen. Eine Viertelstunde lang backen.

7. Nachdem sie abgekühlt ist, servieren Sie...

3. Mandel-Hafer-Brei

Dieses Frühstück aus Mandeln und Haferflocken ist eine köstliche und nahrhafte Option für alle, die auf ihre Ernährung achten. Darüber werden Apfelscheiben, Kirschstücke und gewürfelte Mandeln gestreut.

- Zubereitungszeit: 10 Minuten
- Zubereitungszeit: 10 Minuten
- Reicht für: 2

Zutaten:

- ½ Apfel, in Scheiben geschnitten
- 30 g Süßkirschen
- 10 Mandeln, gehackt
- 115 g Haferflocken
- 375ml Mandelmilch
- 30 g Honig
- 1 Prise Salz

Anweisungen

1. Geben Sie die Mandelmilch in einen Topf und rühren Sie sie um.
2. Nach dem Hinzufügen der Haferflocken weitere acht Minuten köcheln lassen.
3. Nach weiteren zwei Minuten Rühren fügen Sie den Honig und das Salz der Mischung hinzu.
4. Den Herd ausschalten und die Mischung auf zwei Schüsseln aufteilen.
5. Warten Sie, bis es abgekühlt ist.
6. Legen Sie einige Äpfel, Kirschen und Mandeln zum Garnieren darauf.

Im Folgenden finden Sie ein Rezept für ein fantastisches Hafergericht, das Sie entweder zum Frühstück oder zum Brunch genießen können. Da es reich an Nährstoffen ist, hält es Sie über einen längeren Zeitraum aktiv.

- Zubereitungszeit: 10 Minuten
- Zubereitungszeit: 10 Minuten
- Reicht für: 2

Zutaten:

- 115 g Haferflocken
- 45 g Erdnüsse
- 1 Prise Salz
- 1 Prise Zimt
- 375 ml Kokosnussmilch
- 60 g Kokosnussflocken
- 30 g Chiasamen
- Frische Beeren zum Servieren

Anweisungen:

1. Die Haferflocken sollten mit der Kokosmilch vermischt werden.
2. Insgesamt sechs Minuten kochen.
3. Zimt und Salz sollten hinzugefügt werden. Weitere zwei Minuten kochen lassen.
4. Den Ofen auf den Herd stellen. Geben Sie die Zutaten in zwei Schüsseln.
5. Sobald er die gewünschte Temperatur erreicht hat, mit Erdnussbutter, Chiasamen, Beeren und Kokosflocken belegen.

Overnight Oats sind einfach unschlagbar! Die Tatsache, dass sie nicht gekocht werden müssen, ist eine wunderbare Sache; trotzdem brauchen sie eine gewisse Wartezeit, weil man sie die ganze Nacht über stehen lässt. Aber der Geschmack ist auch wirklich gut!

- Zubereitungszeit: 8 Stunden
- Zubereitungszeit: Kein Kochen erforderlich

- Reicht für: 2

Zutaten:

- 115 g Haferflocken
- 115 g zerdrückte Banane
- 115ml Joghurt
- 1 Prise Salz
- 1 Prise Zimt
- 5 g Erdnussbutter
- 30 g Chiasamen
- Bananenscheiben zum Servieren

Anweisungen:

1. In einer Schüssel die Haferflocken und den Joghurt miteinander vermengen.
2. Nach dem Hinzufügen der zerdrückten Banane gründlich mischen.
3. Salz, Zimt und Chiasamen sollten jetzt hinzugefügt werden. Gründlich vermischen.
4. Stellen Sie den Behälter acht Stunden lang mit geschlossenem Deckel in den Kühlschrank.
5. Darauf etwas Erdnussbutter und Bananenscheiben verteilen. Servieren.

6. Haferschüssel nach mexikanischer Art

Obwohl die mexikanischen Aromen reich an Gewürzen sind, sind sie immer gut ausgewogen. Sie werden nicht das Gefühl haben, überwältigt zu sein. Hafer, Mais, Tomaten, Jalapenos und Petersilie sind die Zutaten, die sich zu dieser starken Kombination vereinen.

- Zubereitungszeit: 5 Minuten
- Zubereitungszeit: 10 Minuten
- Reicht für: 2

Zutaten:

- 115 g Hafer
- 250 ml Wasser

- 5 g Paprika
- 5 g Rosmarin
- 15ml Limettensaft
- 5 g Butter
- 2,5 g Knoblauchpulver
- ½ halbwegs reife Avocado
- 4 Maiskörner
- 1 Jalapeno, in Scheiben geschnitten
- 1 Zitrone, in Scheiben geschnitten
- 2,5 ml Öl
- 30 g Cheddar-Käse, gerieben
- 8 Kirschtomaten, halbiert
- 1 Teelöffel weiße Zwiebel, gehackt
- Salz und schwarzer Pfeffer nach Geschmack

Anweisungen

1. Bereiten Sie die Haferflocken vor, indem Sie sie mit Paprika, Salz, Pfeffer, Knoblauchpulver, Butter, Rosmarin und Wasser (optional) kochen.
2. Die Haferflocken sollten auf zwei Schüsseln verteilt werden.
3. Geben Sie etwas Öl in eine Grillpfanne und braten Sie die Maiskörner, bis sie weich sind.
4. Avocado, Zwiebel, Kirschtomaten, Petersilie, Limettensaft, Zitronenscheiben und Cheddarkäse verwenden und die Haferflocken mit den oben genannten Zutaten garnieren. Servieren.

7. Kakao-Erdnussbutter-Haferflocken für die Nacht

Dies ist ein weiteres Rezept für Overnight Oats, dieses Mal mit Kakaopulver, Erdnussbutter, Schokoladenstückchen und Bananenscheiben. Das Gericht erhält durch die Zugabe einer kleinen Menge Chiasamen eine größere Geschmackstiefe.

- Zubereitungszeit: 8 Stunden
- Zubereitungszeit: Kein Kochen erforderlich
- Reicht für: 2

Zutaten:

- 115 g Haferflocken
- 250ml Joghurt
- 30 g Honig
- 45 g Erdnussbutter
- 1 Prise Salz
- 15 g Kakaopulver
- 30 g Chiasamen
- Bananenscheiben zum Servieren
- Schokoladenchips zum Servieren

Anweisungen

1. Der Joghurt sollte unter die Haferflocken gemischt werden.
2. Nach dem Hinzufügen von Salz, Honig und Kakaopulver die Zutaten gründlich vermischen.
3. Abgedeckt in den Kühlschrank stellen.
4. Im letzten Moment vor dem Servieren die Erdnussbutter, die Bananenscheiben, die Chiasamen und die Schokoladensplitter darüber streuen.

8. Blaubeer-Hafer-Kuchen

Hier ist ein Pfundskuchen mit Joghurt, Hafer und Blaubeeren, der Ihnen auf der Zunge zergeht.

- Zubereitungszeit: 30 Minuten
- Zubereitungszeit: 30 Minuten
- Reicht für: 8

Zutaten:

- 115ml Joghurt
- 115 g Kuchenmehl
- 1/4 kg Haferflocken
- 115 g Haferflocken
- 250 g Heidelbeeren
- 4 Eier

- 5 g Backpulver
- 5 g Heidelbeer-Extrakt
- 1/4 kg Zucker

Anweisungen

1. In einer Rührschüssel die Eier mit einem elektrischen Rührgerät schaumig schlagen.
2. Nach der Zugabe des Zuckers weiterschlagen.
3. Die Butter und den Extrakt nach dem Hinzufügen verquirlen.
4. Mischen Sie den Joghurt gründlich, nachdem Sie ihn hineingegossen haben.
5. Kuchenmehl, Haferflocken und Backpulver unter das Mehl mischen.
6. Ein wenig unterheben. Die Blaubeeren sollten untergehoben werden.
7. Die Kastenform sollte eingefettet werden. Der Boden sollte mit Pergamentpapier ausgekleidet werden.
8. In den Teig gießen. Die Haferflocken darüber streuen.
9. Eine Viertelstunde lang backen. Nach 20 Minuten das Essen servieren.

9. Basilikum-Erdnuss-Haferflocken

Ingwer, Erdnüsse, Basilikumblätter und getrockneter roter Chili sind die Zutaten für dieses Gericht, das als Hafersnack zubereitet wird. Es hat eine knackige und pfeffrige Textur.

- Zubereitungszeit: 5 Minuten
- Zubereitungszeit: 10 Minuten
- Reicht für: 2

Zutaten:

- 250 g Hafer
- 45 g Erdnüsse
- 10 Basilikumblätter
- 2 getrocknete rote Chilischoten, gewürfelt
- 1 Zentimeter Ingwer, in Scheiben geschnitten
- Salz und Pfeffer nach Geschmack
- 30 ml Olivenöl

Anweisungen

1. Die Haferflocken sollten eine Minute lang in Wasser eingeweicht werden.
2. Entfernen Sie überschüssiges Wasser durch Abspülen.
3. Das Olivenöl in eine Pfanne geben und erhitzen.
4. Erdnüsse, Ingwer und rote Chilischoten zu der Mischung geben.
5. Zwei Minuten ziehen lassen. Basilikumblätter hinzufügen.
6. Eine Minute lang durchschwenken. Die Haferflocken untermischen. Wenden, bis es knusprig wird.
7. Salzen und pfeffern und alles gut durchschwenken. Servieren.

10. Haferflockenplätzchen

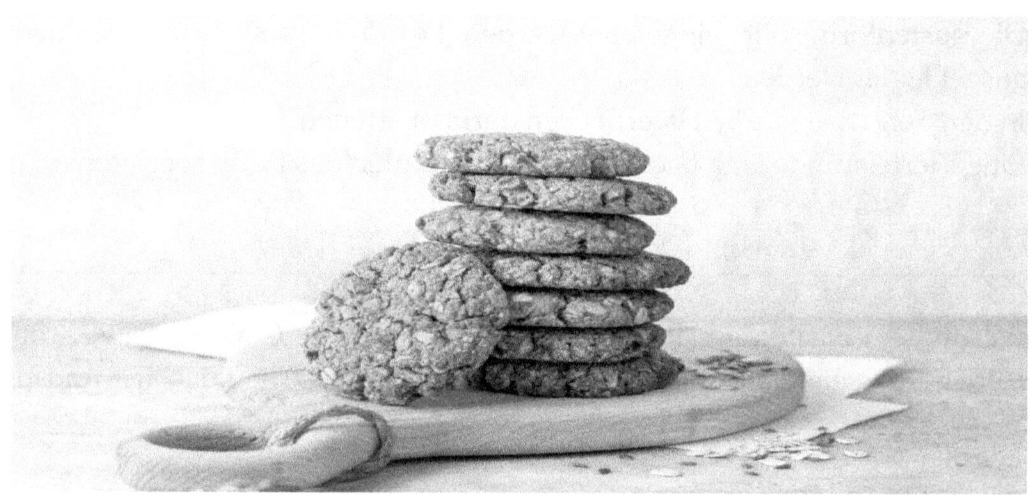

Haferflockenkekse sind immer knusprig und haben eine andere Textur. Man kann sie auch mit anderen Aromen oder Früchten verfeinern.

- Zubereitungszeit: 35 Minuten
- Zubereitungszeit: 15 Minuten
- Reicht für: 2

Zutaten:

- 250 g Haferflocken
- 250 g Allzweckmehl
- 10 g Backpulver
- 115 g Butter

- 115ml Milch
- 250 g Zucker
- 1 Prise Salz
- 5 ml Vanilleextrakt

Anweisungen

1. Mischen Sie in einer Schüssel die folgenden Zutaten: Haferflocken, Mehl, Backpulver und Salz.
2. Zucker und Vanilleextrakt sollten in einer separaten Schüssel mit der Butter vermischt werden.
3. Gut durchschlagen. Der Teig wird hergestellt, indem die Milch und die trockenen Bestandteile in die Mischung gegossen werden.
4. Falls zusätzliche Milch erforderlich ist, um einen weichen Teig zu formen, fügen Sie sie jetzt hinzu.
5. Mit einem gut schließenden Deckel eine halbe Stunde lang in den Kühlschrank stellen.
6. Nach gründlichem Kneten ausrollen. Es sollten runde Plätzchen ausgestochen werden.
7. Legen Sie das Backblech mit dem Plätzchenblech aus.
8. Die Kekse an ihren Platz setzen. Eine Viertelstunde backen. Servieren, sobald das Essen abgekühlt ist.

11. Bananen-Hafer-Muffin

Hier ist ein weiteres Bananen-Hafer-Muffin-Rezept, das Sie zum Frühstück, als Snack oder als Dessert genießen können.

- Zubereitungszeit: 20 Minuten
- Zubereitungszeit: 20 Minuten
- Reicht für: 8 Muffins

Zutaten:

- 250 g Maismehl
- 30 g Reismehl
- 30 g Butter
- 115 g zerdrückte Banane

- 180 g Zucker
- 115 g Hafer
- 1 Prise Salz
- 1 Prise Zimt
- 2 Eier
- 60 ml Milch

Anweisungen

1. Die Temperatur des Ofens auf 380 Grad Fahrenheit erhöhen.
2. Eine Muffinform mit etwas Kochspray einfetten.
3. Für die Eier schlagen Sie diese in einer Schüssel auf.
4. Danach den Zucker gründlich in die Mischung einarbeiten.
5. Die Butter wird hinzugefügt und so lange geschlagen, bis sie vollständig eingearbeitet ist.
6. Geben Sie die zerdrückte Banane und die Milch hinzu und mischen Sie sie unter die Mischung.
7. Haferflocken, Salz, Zimt, Reismehl und Maismehl sollten der Mischung hinzugefügt werden.
8. Gründlich vermischen und dann in die Muffinform füllen.
9. Zusätzliche Haferflocken sollten darüber gestreut werden.
10. Zwanzig Minuten backen. Nehmen Sie das Gericht bei Raumtemperatur...

12. Nussiger Haferbrei

Haferflockenbrei ist weit verbreitet, und viele Menschen essen ihn zum Frühstück. Nüsse, Chiasamen und saisonale Früchte wie Kiwi und Himbeeren sind einige der Dinge, die man hinzufügen kann, um ihn authentischer zu machen.

- Zubereitungszeit: 5 Minuten
- Zubereitungszeit: 10 Minuten
- Reicht für: 2

Zutaten:

- 115g Haferflocken
- 115 g Erdnüsse, gehackt
- 1 Prise Salz

- 5 g Vanilleextrakt
- 60 g Zucker
- 30 g Chiasamen
- 1175ml Tassen Milch
- 60 g Himbeeren
- 60 g Kiwi, gewürfelt

Anweisungen

1. Nehmen Sie einen Topf und gießen Sie die Milch hinein.
2. Weiter kochen, bis die Flüssigkeit kocht.
3. Haferflocken und Zucker sollten hinzugefügt werden. Nach gründlichem Umrühren weitere fünf Minuten kochen lassen.
4. Erdnüsse, Vanilleextrakt, Salz und Chiasamen sollten der Mischung beigefügt werden.
5. Nach gründlichem Umrühren drei Minuten weiterkochen.
6. Warten Sie, bis es abgekühlt ist.
7. Geben Sie Kiwi und Himbeeren oben auf die Portion.

13. Hafer-Schoko-Brownie

Wir alle haben eine große Vorliebe für Brownies. Das folgende Rezept ist eine gesündere Version eines Brownies, die Hafer enthält. Außerdem habe ich in diesem Rezept dunkle Schokolade verwendet, was den Nährstoffgehalt des Gerichts noch weiter erhöht.

- Zubereitungszeit: 10 Minuten
- Zubereitungszeit: 1 Stunde
- Reicht für: 4

Zutaten:

- 250 g Zartbitterschokolade, gehackt, geteilt
- 3 Eier
- 1/4 kg Zucker
- 115 g Hafer
- 1/4 kg Allzweckmehl
- 1 Prise Salz
- 5 g Backpulver

- 5 g Schokoladenextrakt
- 250 g Butter
- 30ml Milch

Anweisungen

1. Die Hälfte der Zartbitterschokolade sollte geschmolzen sein.
2. Die Butter und der Zucker werden in einer Schüssel vermischt. Gut durchschlagen.
3. In einer separaten Schüssel werden die Eier aufgeschlagen.
4. Nach dem Hinzufügen der Milch und des Schokoladenextrakts gründlich mischen.
5. Die Mischung aus Butter und Zucker unterrühren.
6. Haferflocken, Backpulver und Salz zusammen mit dem Mehl untermischen.
7. Ein wenig unterheben. In die vorbereitete quadratische Pfanne geben.
8. Die restliche Hälfte der Zartbitterschokolade hinzufügen.

- Eine ganze Stunde lang backen. Zum Servieren entweder warm oder bei Zimmertemperatur verwenden.

Mittagessen-Rezepte

Diese köstliche Kombination aus Banane und Schokolade mit Haferflocken ist ein echter Knaller.

- Zubereitungszeit: 5 Minuten
- Zubereitungszeit: 20 Minuten
- Reicht für: 4

Zutaten:

- 250 g Haferflocken
- 2 Eier, verquirlt
- 115 g zerdrückte Banane
- 115 g Ahornsirup
- 1 Prise Salz
- 30 g Butter
- 1 Prise Zimt
- 115 g gehackte Schokolade
- 1 Banane, in Scheiben geschnitten

Anweisungen:

1. Bei einer Temperatur von 350 Grad Fahrenheit backen.
2. Stellen Sie vier mit Butter und Mehl vorbereitete Auflaufformen zur Seite.
3. Geben Sie die Haferflocken in den Mixer und mischen Sie sie. So lange pürieren, bis sie eine körnige Konsistenz haben.
4. Die zerdrückte Banane und die Eier müssen untergemischt werden.
5. Die Butter und den Ahornsirup in die Mischung einarbeiten.
6. Zimt und Salz nach dem Hinzufügen untermischen.
7. Zum Schluss die gehackte Schokolade einarbeiten. In die Förmchen geben und jeweils zwanzig Minuten lang backen.
8. Die Banane oben auf die Portion legen.

Die Erdnussbutter in diesem Rezept ist sehr kräftig und gibt dem Ganzen den perfekten Kick.

- Zubereitungszeit: 10 Minuten
- Zubereitungszeit: 25 Minuten
- Reicht für: 4

Zutaten:

- 250 g Haferflocken
- 45 g Erdnussbutter
- 115 g Schokoladenchips
- 115ml Honig
- 3 Eier
- 1 Prise Meersalz
- 1 Prise Gewürznelke
- 5 g Schokoladenextrakt

Anweisungen:

1. Bei einer Temperatur von 350 Grad Fahrenheit backen.
2. Vier Auflaufförmchen mit Öl einfetten und vorbereiten.
3. Die Eier in einer Schüssel schaumig schlagen.
4. Nach Belieben können Honig, Erdnussbutter und Schokoladenextrakt hinzugefügt werden.
5. Die Haferflocken mischen, bis sie eine körnige Konsistenz haben.
6. Nelke, Meersalz und Hafer in die Schüssel geben. Die Falten unterheben.
7. Die Schokoladenspäne in die Mischung einarbeiten. Die Zutaten in die Förmchen geben.
8. Den Backofen auf 25 Minuten einstellen.

Diese köstlichen gebackenen Haferflocken mit Johannisbeeren und Äpfeln sind ein unwiderstehliches Dessert.

- Zubereitungszeit: 5 Minuten
- Zubereitungszeit: 25 Minuten
- Reicht für: 4

Zutaten:

- 1/4 kg Hafer
- 30 g Haferflocken
- 115 g Äpfel, gewürfelt
- 45 g Johannisbeeren
- 3 Eier
- 83 g Honig
- 1 Prise Zimt
- 1 Prise Salz
- 5 g Backpulver
- 5 g Apfelextrakt

Anweisungen:

1. Bei einer Temperatur von 350 Grad Fahrenheit backen.
2. Verwenden Sie Öl zum Einfetten einer Pfanne.
3. Die Haferflocken mischen, bis sie eine körnige Konsistenz haben.
4. Die Eier sollten zwei Minuten lang in einer Schüssel aufgeschlagen werden.
5. Danach den Honig und den Apfelextrakt untermischen.
6. Salz, Backpulver und Zimt zu den Haferflocken geben und gut vermischen.
7. Ein wenig unterheben. Die Äpfel und Johannisbeeren hinzugeben.
8. In die Pfanne geben. Die Haferflocken als Belag verwenden.
9. Den Ofen auf 25 Minuten einstellen. Das Gericht bei Zimmertemperatur servieren.

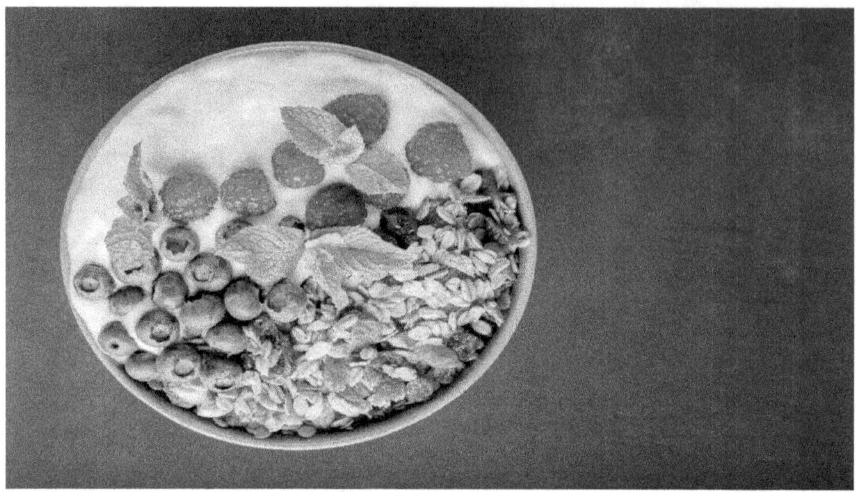

Die köstlichen Aromen von Heidelbeeren und Himbeeren ergänzen diese gebackenen Haferflocken perfekt. Wenn man dem Gericht etwas Joghurt hinzufügt, wird der Geschmack noch besser.

- Zubereitungszeit: 5 Minuten
- Zubereitungszeit: 30 Minuten
- Reicht für: 4

Zutaten:

- 250 g Hafer
- 115 g frische Heidelbeeren und Himbeeren
- 2,5 g Backpulver
- 60ml Joghurt
- 60 g Honig
- 3 Eier
- 5 g Heidelbeer-Extrakt
- 1 Prise Salz

Anweisungen:

1. Bereiten Sie Ihren Ofen vor, indem Sie ihn auf 350 Grad Fahrenheit vorheizen.
2. Um eine Pfanne zu fetten, verwenden Sie Öl.
3. Die Haferflocken nach dem Hinzufügen in den Mixer pürieren, bis sie eine körnige

Konsistenz haben.

4. Geben Sie die Eier in eine Schüssel und schlagen Sie sie gut durch.
5. Honig, Joghurt und Heidelbeerextrakt in einer Schüssel verrühren. Gut durchschlagen.
6. Die Haferflocken, das Salz und das Backpulver müssen gesiebt und dann untergehoben werden.
7. Frische Früchte sollten hinzugefügt werden. In die Pfanne geben.
8. Eine Viertelstunde lang backen. Das Essen abkühlen lassen.

18. Gebackene Haferflocken mit Himbeeren und Bananen

Der Geschmack der Banane passt sehr gut zu diesem Gericht. Die Zugabe von Himbeeren macht es unwiderstehlich.

- Zubereitungszeit: 10 Minuten
- Zubereitungszeit: 25 Minuten
- Reicht für: 4

Zutaten:

- 1/4 kg Haferflocken
- 115 g zerdrückte Banane
- 83 g Bananenscheiben
- 60 g Himbeeren
- 5 g Bananenextrakt
- 5 g Backpulver
- 1 Prise Salz
- 30ml Honig
- 2 Eier

Anweisungen:

1. Heizen Sie den Ofen auf 350 Grad vor.
2. Die Haferflocken im Mixer zerkleinern.
3. Die Eier, den Honig, die zerdrückte Banane, den Bananenextrakt, das Backpulver und das Salz hinzugeben und gut verrühren.
4. In eine gefettete Pfanne geben.
5. Die Bananenscheiben darauf legen.

6. 25 Minuten lang backen. Mit den Himbeeren obenauf servieren.

19. Erdnussbutter-Heidelbeer-Haferbecher

Wenn Sie es eilig haben, werden Sie dieses Haferbecher-Rezept mit Blaubeeren und Erdnussbutter lieben.

- Zubereitungszeit: 5 Minuten
- Zubereitungszeit: 2 Minuten
- Dient: 1

Zutaten:

- 45 g Hafer
- 5 g Erdnussbutter
- 1 Ei
- 15ml Honig
- 1 Prise Salz
- 1 Prise Backpulver
- 8 Blaubeeren
- 1 Prise Zimt

Anweisungen:

1. Verwenden Sie Öl, um einen mikrowellengeeigneten Becher zu fetten.
2. Darin das Ei gut verquirlen. Die Haferflocken nach dem Hinzufügen gründlich mischen.
3. Salz, Backpulver, Honig, Zimt und Erdnussbutter sollten zu diesem Zeitpunkt hinzugefügt werden.
4. Nach gründlichem Mischen die Heidelbeeren hinzufügen.
5. Zwei Minuten in der Mikrowelle warten. Das war's schon.

20. Gebackener Hafer mit Schokoladenmelasse

Der Geschmack von Melasse ist sehr stark und wird von vielen nicht bevorzugt. Wenn Sie ihn aber mögen, dann werden Sie dieses Rezept lieben.

- Zubereitungszeit: 5 Minuten

- Zubereitungszeit: 25 Minuten
- Reicht für: 4

Zutaten:

- 250 g Haferflocken
- 115 g gehackte Schokolade
- 115 g Melasse
- 2 Eier
- 5 g Backpulver
- 1 Prise Salz
- 5 g Schokoladenextrakt

Anweisungen:

1. Heizen Sie den Ofen auf 350 Grad vor.
2. Die Haferflocken im Mixer 1 Minute lang pulsieren lassen.
3. In eine Schüssel geben.
4. Die Eier nacheinander untermischen.
5. Melasse und Schokoladenextrakt hinzufügen und verrühren.
6. Das Salz, das Backpulver und die gehackte Schokolade hinzufügen.
7. In die Pfanne geben und 25 Minuten backen. Servieren.

21. Erdbeer-Bananen-Schoko-Chip-Haferflocken

In diesem Rezept steckt eine ganze Menge drin. Die Erdbeeren, die Banane, die Schokoladensplitter und die Walnüsse machen die gebackenen Haferflocken zu etwas ganz Besonderem.

- Zubereitungszeit: 10 Minuten
- Zubereitungszeit: 30 Minuten
- Reicht für: 6

Zutaten:

- 175 g Hafer
- 115 g Honig
- 4 Eier

- 5 g Backpulver
- 1 Prise Salz
- 5 g Erdbeerextrakt
- 30 g Walnüsse, gehackt
- 30 g Schokoladenstückchen
- 115 g Erdbeeren, in Scheiben geschnitten
- 57 g Bananenscheiben

Anweisungen:

1. Bei einer Temperatur von 350 Grad Fahrenheit backen.
2. Die Haferflocken sollten in den Mixer gegeben werden. Zwei Minuten lang pulsieren lassen.
3. Die Eier sollten zwei Minuten lang in einer Schüssel aufgeschlagen werden.
4. Die Haferflocken, der Honig, das Salz, das Backpulver und der Erdbeerextrakt sollten zusammen untergemischt werden.
5. In eine Pfanne geben. Die Schokoladensplitter, Walnüsse, Erdbeeren und Bananenscheiben auf das fertige Produkt legen.
6. Eine Viertelstunde lang backen.
7. Zehn Minuten Kochzeit. Das Gericht aufwärmen.

22. Konfetti-Backhafer

Das Aussehen dieser gebackenen Haferflocken ist ein wahrer Augenschmaus. Mit ein paar Mandeln oben drauf werden sie noch schmackhafter.

- Zubereitungszeit: 10 Minuten
- Zubereitungszeit: 20 Minuten
- Reicht für: 2

Zutaten:

- 115 g Haferflocken
- 45 g Streusel
- 15 g Mandeln, gehackt
- 2,5 g Backpulver
- 1 Prise Salz
- 1 Ei

- 30 ml zerdrückte Banane
- 2,5 g Vanilleextrakt
- 60 g Ahornsirup

Anweisungen:

1. Zwei Auflaufformen sollten mit Kochspray eingefettet werden.
2. Bei einer Temperatur von 350 Grad Fahrenheit backen.
3. Achten Sie darauf, dass Sie das Ei in einer Schüssel aufschlagen. Ahornsirup, Vanilleextrakt und zerdrückte Banane sollten zu diesem Zeitpunkt hinzugefügt werden.
4. Gründlich vermischen. Die Haferflocken sollten im Mixer püriert werden, bis sie körnig werden.
5. In die Eiermischung einarbeiten.
6. Salz und Backpulver hinzufügen und gründlich vermischen.
7. Zum Schluss die Streusel darüber streuen. Die Förmchen in den Ofen schieben.
8. Zwanzig Minuten backen. Vor dem Servieren mit den Mandeln bestreuen.

23. Karotte gebackener Hafer

Das sind Karotten-Haferflocken in einer veganen Version. Das Rezept enthält weder Ei noch Milch und ist daher für alle Veganer geeignet.

- Zubereitungszeit: 5 Minuten
- Zubereitungszeit: 25 Minuten
- Reicht für: 4

Zutaten:

- 250 g Haferflocken
- 30 g Hafer
- 83 g Möhren, fein gerieben
- 30 g Johannisbeeren
- 5 g Backpulver
- 1 Prise Salz
- 5 g Vanilleextrakt
- 60ml Mandelmilch
- 115 g zerdrückte Banane

* 115 g Ahornsirup

Anweisungen:

1. Bereiten Sie Ihren Ofen vor, indem Sie ihn auf 350 Grad Fahrenheit vorheizen.
2. Geben Sie etwas Öl in die Pfanne und stellen Sie sie dann beiseite.
3. Die Haferflocken mit dem Mixer ein paar Mal pulsieren lassen.
4. Das Backpulver und das Salz unter die Mischung mischen.
5. Die zerdrückte Banane, die Vanilleessenz und den Ahornsirup hinzugeben und gründlich vermischen.
6. Nach dem Hinzufügen der Mandelmilch diese unterrühren.
7. Die Karotten und Johannisbeeren sollten hinzugefügt werden.
8. Auskochen und dann in die Pfanne geben.
9. Die Haferflocken obenauf geben. Den Ofen auf 25 Minuten einstellen. Servieren.

24. Blaubeer-Safran-Haferflocken

Der Safran in diesem Rezept ist so erstaunlich, dass er dem Gericht nicht nur ein schönes Aroma, sondern auch eine schöne Farbe verleiht. Die Blaubeeren verleihen dem Gericht ein einzigartiges Flair.

* Zubereitungszeit: 5 Minuten
* Zubereitungszeit: 25 Minuten
* Reicht für: 4

Zutaten:

* 250 g Haferflocken
* 45 g Erdnussbutter
* 2,5 g Safran
* 30 ml warme Milch
* 115 g Heidelbeeren
* 30ml Johannisbeeren
* 5 g Backpulver
* 1 Prise Salz
* 5 g Heidelbeer-Extrakt
* 60ml Mandelmilch
* 115 g Ahornsirup

Anweisungen:

1. Bereiten Sie Ihren Ofen vor, indem Sie ihn auf 350 Grad Fahrenheit vorheizen.
2. Die Haferflocken sollten im Mixer püriert werden, bis sie körnig werden.
3. Nach dem Hinzufügen der Mandelmilch diese unterrühren.
4. Der Safran und die erhitzte Milch sollten miteinander vermischt werden, und dann sollte die Mischung acht Minuten lang ruhen.
5. Unter die Hafermischung mischen.
6. In einer Rührschüssel Erdnussbutter, Ahornsirup, Blaubeerextrakt, Backpulver und Salz miteinander vermischen.
7. Die Heidelbeeren und Johannisbeeren unterheben.
8. In eine Backform geben. Den Ofen auf 25 Minuten einstellen. Servieren.

25. Melasse-Banane-Pekannuss-Haferflocken

Die Melasse hat einen ausgeprägten Geschmack, der diesen gebackenen Haferflocken ein starkes Aroma verleiht. Die Pekannüsse auf der Oberseite sorgen für ein feines Knuspern und die Schokoladensplitter für Geschmack.

- Zubereitungszeit: 5 Minuten
- Zubereitungszeit: 25 Minuten
- Reicht für: 4

Zutaten:

- 250 g Haferflocken
- 60 g Schokoladenstückchen
- 45 g Pekannüsse
- 1 reife Banane, in Scheiben geschnitten
- 5 g Backpulver
- 1 Prise Salz
- 5 g Bananenextrakt
- 60 ml Milch
- 115 g zerdrückte Banane
- 115 g Melasse

Anweisungen:

1. Bereiten Sie Ihren Ofen vor, indem Sie ihn auf 350 Grad Fahrenheit vorheizen.
2. Nachdem Sie die Haferflocken im Mixer zerkleinert haben, geben Sie sie zur weiteren Verarbeitung in eine Schüssel.
3. Die Milch und die zerdrückte Banane in einer Schüssel vermischen.
4. In die Schüssel das Backpulver, das Salz und den Bananenextrakt geben.
5. Nach dem Hinzufügen der Melasse gründlich mischen.
6. Die Mischung sollte in eine Auflaufform gegossen werden.
7. Die reife Banane, die Pekannüsse und die Schokoladensplitter sollten darüber gestreut werden.
8. Den Backofen auf 25 Minuten einstellen. Servieren.

26. Schokoladen-Kokos-Kaffee-Haferflocken

Der Kokosgeschmack vermischt sich perfekt mit dem Kaffee- und Schokoladengeschmack. Sie werden jeden Bissen dieser gebackenen Haferflocken lieben.

- Zubereitungszeit: 10 Minuten
- Zubereitungszeit: 20 Minuten
- Reicht für: 4

Zutaten:

- 166g Haferflocken
- 15 g gemahlener Kaffee
- 83 g Kokosnussflocken
- 60 g Kakaopulver
- 5 g Backpulver
- 1 Prise Salz
- 75 ml Kokosnussmilch
- 166 g Ahornsirup

Anweisungen:

1. Bei einer Temperatur von 350 Grad Fahrenheit backen.
2. Während die Küchenmaschine läuft, die Haferflocken eine Minute lang pulsieren lassen.
3. Kakaopulver, Backpulver und Salz mit den Haferflocken in einem Mixer vermischen.

4. Nach dem Hinzufügen des gemahlenen Kaffees diesen untermischen.
5. Ahornsirup und Kokosmilch nach dem Hinzufügen miteinander vermischen.
6. Die Kokosflocken vorsichtig unterheben.
7. Die Masse in die Förmchen füllen und zwanzig Minuten lang backen.

27. Gebackener Hafer mit Himbeeren

Hier sind einfache gebackene Haferflocken mit Himbeergeschmack. Sie werden die Einfachheit des Rezepts lieben.

- Zubereitungszeit: 15 Minuten
- Zubereitungszeit: 20 Minuten
- Reicht für: 4

Zutaten:

- 250 g Haferflocken
- 115 g Himbeeren
- 5 g Backpulver
- 1 Prise Salz
- 5 g Himbeerextrakt
- 60 ml Milch
- 115 g Ahornsirup

Anweisungen:

1. Bei einer Temperatur von 350 Grad Fahrenheit backen.
2. Vier Auflaufformen sollten mit Kochspray eingefettet werden.
3. Die Haferflocken in der Küchenmaschine ein paar Mal durchhacken.
4. Das Salz und das Backpulver müssen hinzugefügt werden.
5. Die Milch und den Ahornsirup verrühren und gut verquirlen.
6. Der Himbeerextrakt sollte untergemischt werden.
7. Die Himbeeren grob hacken. Ein wenig unterheben.
8. Die Mischung in die Förmchen füllen. Zwanzig Minuten lang backen.

Diese Kombination aus Ananas und Kokosnuss ist ziemlich einzigartig, aber sie funktioniert gut. Sie werden diese Kombination lieben.

- Zubereitungszeit: 10 Minuten
- Zubereitungszeit: 30 Minuten
- Reicht für: 4

Zutaten:

- 83 g Kokosnuss, fein geraspelt
- 250 g Haferflocken
- 5 g Backpulver
- 1 Prise Salz
- 5 g Kokosnuss-Extrakt
- 60 ml Kokosnussmilch
- 115 g Ananaswürfel
- 115 g Ahornsirup

Anweisungen:

1. Bereiten Sie Ihren Ofen vor, indem Sie ihn auf 350 Grad Fahrenheit vorheizen.
2. Verwenden Sie die Küchenmaschine, um Ihre Haferflocken ein paar Mal zu pulsieren.
3. Das Salz und das Backpulver müssen hinzugefügt werden.
4. Achten Sie darauf, dass die Kokosmilch und der Ahornsirup nicht fehlen.
5. Geben Sie die Ananasstücke, den Kokosnussextrakt und die Kokosnuss in die Mischung.
6. Die Mischung in eine Auflaufform geben und eine halbe Stunde lang backen. Servieren.

29. Bunter Salat mit herzhaften Haferflocken

- Zubereitungszeit: 25 Minuten
- Schwierigkeitsgrad: leicht
- Nährwertangaben: 441 kcal, 48 g Kohlenhydrate, 20 g Fett, 11 g Eiweiß

Zutaten:

- Für den Salat: Für das Dressing:
- 100 g Salat nach Wahl 1 Esslöffel Olivenöl
- ½ Salatgurke 1 Esslöffel Apfelessig
- 1 Paprika, orange 1 Teelöffel Senf
- 6 Radieschen 1 Teelöffel Honig, flüssig
- 55 g Mais Salz, Pfeffer
- 30 Haferflocken, kernig
- etwas Walnussöl zum Braten

Vorbereitung:

1. Den gewaschenen, durch Schleudern getrockneten und in kleine Stücke gerissenen Salat in eine große Schüssel geben.
2. Die Gurke, die Paprika und die Radieschen sollten gewaschen und sehr klein gehackt werden. Achten Sie darauf, den Mais abzuspülen und abtropfen zu lassen, indem Sie ihn in ein Sieb geben. Die Salatblätter sollten mit allem gefüllt werden.
3. Bereiten Sie das Walnussöl vor, indem Sie es in einer Pfanne bei mittlerer bis hoher Hitze erhitzen. Die Haferflocken hinzufügen und fünf bis zehn Minuten rösten, dabei gelegentlich wenden. Sie sind verzehrfertig, wenn ein schöner Röstduft zu erkennen ist. Die Farbe der Haferflocken verändert sich lediglich ein wenig. Sollten sie braun werden, ist das ein Zeichen dafür, dass sie zu lange in der Pfanne gelegen haben.
4. Währenddessen das Dressing zubereiten. Alle Zutaten in einer Schüssel vermengen und bei Bedarf mit Salz und Pfeffer abschmecken. Sobald das Dressing über den Salat geträufelt wurde, schwenken Sie ihn gut durch.
5. Den Salat in einer Schüssel anrichten und zum Schluss mit den gerösteten Haferflocken bestreuen.

30. Chili mit Haferflocken

- Zubereitungszeit: 60-75 Minuten
- Schwierigkeitsgrad: leicht
- Nährwertangaben/Portion: 543 kcal, 83 g Kohlenhydrate, 9 g Fett, 21 g Eiweiß

Zutaten (3 Portionen):

- Für den "Haferflocken-Hack" Für das Chili
- 150 ml Gemüsebrühe 2 Zwiebeln
- 150 g Haferflocken 2 Knoblauchzehen
- 1 Zwiebel 1 Paprika, orange
- 2 Möhren 3 Esslöffel Tomatenmark
- 1 Apfel, süßlich 2 Dosen Tomaten, stückig
- ½ Zitrone pro 1 Dose Kidneybohnen, Mais
- 1 Teelöffel Paprikapulver, sehr scharf 1 Esslöffel Zucker
- Salz, Pfeffer 400 ml Gemüsebrühe
- etwas Öl zum Braten, Chili und Paprikapulver
- Salz-Pfeffer
- etwas Öl zum Braten

Vorbereitung:

1. Zu Beginn wird der "Haferflocken-Hack" hergestellt. In einer Schüssel werden Gemüsebrühe und warmes Wasser vermengt und die Haferflocken darin etwa eine halbe Stunde lang quellen gelassen.
2. Bereiten Sie die Zwiebeln vor, indem Sie sie schälen und in kleine Würfel schneiden. Die Karotten und den Apfel waschen, den Apfel entkernen und beides sehr fein raspeln und in eine Schüssel geben. Die Zitrone waschen, halbieren und auspressen. Die geriebene Karotte und den Apfel mit dem Zitronensaft in einer Schüssel vermischen.
3. Nach einer halben Stunde die Gemüsebrühe aus der Schüssel abgießen, falls sich noch Gemüsebrühe in der Schüssel befindet. Die geriebenen Möhren und Äpfel, die gewürfelten Zwiebeln und die Gewürze mit den Haferflocken vermischen und zu einem glatten Teig verkneten.
4. Für die Zubereitung der Haferflocken etwas Öl in einer Pfanne bei mittlerer Hitze erhitzen und die Haferflocken in der Pfanne braten. Dabei die Haferflocken immer wieder trennen, damit sie nicht zusammenklumpen.
5. Die Zwiebeln und der Knoblauch sollten geschält und dann in kleine Stücke geschnitten oder gehackt werden, bevor sie für das Chili verwendet werden. Zuerst beides zum Haferflockenhack geben und dann alles anbraten, bis es den gewünschten Bräunungsgrad erreicht hat.
6. Waschen, entkernen und würfeln Sie die Paprikaschoten, während sie braten. Das Tomatenmark zusammen mit dem Gemüse ein bis zwei Minuten in der Pfanne

anrösten. Im nächsten Schritt die Tomaten ablöschen.

7. Kidneybohnen, Mais und Zucker sollten untergerührt werden. Die Gewürze sollten erst nach dem Kochen der Gemüsebrühe hinzugefügt werden. Lassen Sie das Chili dreißig bis vierzig Minuten bei niedriger Hitze köcheln.
8. Als Beilage werden Nudeln, knuspriges Brot oder Nachos serviert.

31. Einfache Haferflockensuppe nach Großmutters Art

- Zubereitungszeit: 15 Minuten
- Schwierigkeitsgrad: leicht
- Nährwertangaben: 569 kcal, 73 g Kohlenhydrate, 19 g Fett, 22 g Eiweiß

Zutaten:

- 350 ml Milch (1,5% Fett)
- 75 g Haferflocken
- 1 Esslöffel brauner Zucker
- 1 Teelöffel Butter
- ½ Teelöffel Zimt
- eine Prise Salz

Vorbereitung:

1. Die Milch wird in einem Topf zum Kochen gebracht. Anschließend die Haferflocken mit dem Schneebesen einrühren. Lassen Sie die Haferflocken bei niedriger Temperatur zehn Minuten lang stehen, damit sie sich ausdehnen.
2. Je nach gewünschter Konsistenz müssen Sie eventuell etwas mehr Wasser oder eine größere Menge Haferflocken hinzufügen. Da es sich um eine Suppe handelt, sollte die Konsistenz ziemlich flüssig sein.
3. Zum Schluss den Zucker, die Butter, den Zimt und eine Prise Salz in die Mischung einrühren. Wenn der Zucker und die Butter vollständig geschmolzen sind, sollte die Haferflocken-Suppe in einer etwas tieferen Schüssel serviert werden.

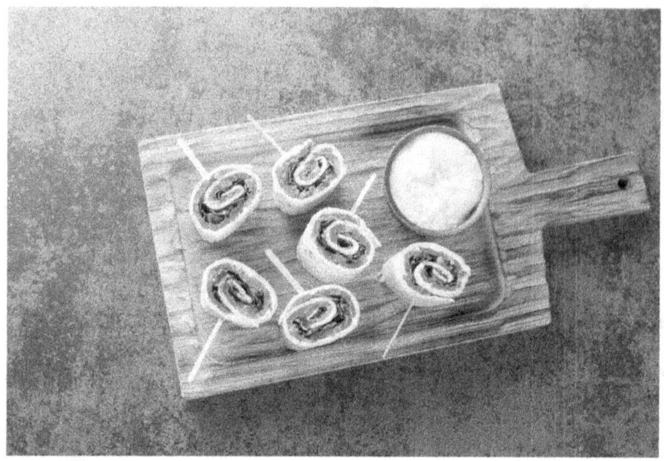

- Zubereitungszeit: 40 Minuten
- Schwierigkeitsgrad: leicht
- Nährwertangaben/Portion: 252 kcal, 35 g Kohlenhydrate, 26 g Fett, 30 g Eiweiß

Zutaten (4 Portionen):

- Für die Pfannkuchen: Für die Frischkäsefüllung:
- 100 g Haferflocken, weich 200 g Frischkäse
- ½ Bund Schnittlauch ½ Teelöffel Meerrettich
- ½ Bund Petersilie 1 Teelöffel Zitronensaft
- 2 Eier (Größe M) etwas frischen Dill
- 100 g Vollkornmehl 40 g Walnüsse
- 1 Prise Salz 200 g Räucherlachs
- 180 ml Milch (1,5% Fett)
- 50 ml Mineralwasser
- etwas Öl zum Backen

Vorbereitung:

1. Geben Sie zunächst die Hälfte der Haferflocken in einen Mixer und zerkleinern Sie sie, bis Sie eine mehlartige Konsistenz erhalten. Schnittlauch und Petersilie sollten gewaschen, getrocknet und dann sehr klein gehackt werden.
2. Die Eier sollten verquirlt werden. Unter Rühren die Haferflocken, das Vollkornmehl und eine Prise Salz zu der Mischung geben.

3. Dann die restlichen Haferflocken und die Milch mit einem Schneebesen unterrühren. Zum Schluss das Mineralwasser und die fein gehackten Kräuter hinzufügen und mit dem Schneebesen verrühren. Lassen Sie den Teig etwa zehn Minuten lang ruhen.

4. Die Pfannkuchen werden in einer auf mittlere bis hohe Temperatur erhitzten Pfanne nacheinander gebraten.

5. Für die Füllung den Frischkäse, den Meerrettich und den Zitronensaft in einer Schüssel verrühren. Dill und Walnüsse hacken und dann unterheben. Das Essen mit Pfeffer und Salz abschmecken.

6. Zuerst den Frischkäse gleichmäßig auf die Pfannkuchen streichen, dann den Räucherlachs auf den Frischkäse geben, den Pfannkuchen aufrollen und servieren.

33. Gebackene Paprika mit Hafer- und Tofu-Füllung

- Zubereitungszeit: 25 Minuten + 20-25 Minuten Backzeit
- Schwierigkeitsgrad: leicht
- Nährwertangaben/Portion: 583 kcal, 57 g Kohlenhydrate, 22 g Fett, 30 g Eiweiß

Zutaten (2 Portionen):

- 300 ml Gemüsebrühe
- 150 g Haferflocken, weich
- 2 Paprikaschoten
- 1 Knoblauchzehe
- 1 Zwiebel
- 100 g Tofu, geräuchert
- 1 Bündel Petersilie
- 1 Ei (Größe M)
- 40 g Käse, gerieben
- Salz, Pfeffer, Oregano
- etwas Öl für das F-Formular

Vorbereitung:

1. Die Haferflocken mit der Gemüsebrühe und dem warmen Wasser in eine Schüssel geben und zwanzig Minuten stehen lassen, damit sie sich ausdehnen können.

2. Achten Sie darauf, dass Sie in der Zwischenzeit die Deckel der Paprikaschoten entfernen. Den grünen Stiel müssen Sie vorsichtig von den Deckeln entfernen. Die

Paprikaschoten sollten gewaschen und entkernt werden.

3. Den Backofen auf 180 Grad Ober- und Unterhitze vorheizen. Eine Auflaufform vorbereiten, indem man sie leicht mit Öl einfettet.

4. Knoblauch und Zwiebel schälen und sehr klein hacken. Den Tofu in kleinere Würfel schneiden. Die Petersilie wird gewaschen und grob gehackt.

5. Nach zwanzig Minuten die Gemüsebrühe aus der Schüssel abgießen, falls noch Suppenreste darin sind. In der Schüssel die Haferflocken, das Ei, die gewürfelten Zwiebeln, den Knoblauch, den Tofu und zwei Drittel des geriebenen Käses vermischen. Kneten Sie die Mischung, bis sie glatt ist. Die Paprikaschoten sollten gleichmäßig mit der Mischung bedeckt sein. Verteilen Sie den restlichen Käse auf dem Gericht.

6. Nachdem Sie einige Tropfen Wasser in die Auflaufform gegossen haben, geben Sie die gefüllten Paprikaschoten hinein und stellen die Form in den Ofen, um sie etwa zwanzig bis fünfundzwanzig Minuten zu garen.

7. Dieses Gericht lässt sich gut mit Kartoffeln, Reis, Nudeln oder Brot kombinieren.

34. Gemüsecurry mit Haferflocken

- Zubereitungszeit: 50-60 Minuten
- Schwierigkeitsgrad: leicht
- Nährwertangaben/Portion: 854 kcal, 47 g Kohlenhydrate, 18 g Fett, 11 g Eiweiß

Zutaten (4 Portionen):

- 500 ml Gemüsebrühe
- 80 Gramm Haferflocken
- 4 Möhren
- 1 Süßkartoffel, mittelgroß
- 2 Paprikaschoten
- 45 g gelbe Currypaste
- 250 ml Kokosnussmilch
- 1 Brokkoli
- 150 Gramm Erbsen
- Salz, Pfeffer, Currypulver
- etwas Kokosnussöl zum Braten

Vorbereitung:

1. Stellen Sie zunächst die Gemüsebrühe her, indem Sie sie mit warmem Wasser ansetzen. Die Hälfte davon in ein hohes Gefäß gießen und die Haferflocken zwanzig Minuten darin ziehen lassen, damit sie sich ausdehnen können. Die andere Hälfte sollte beiseite gestellt werden.

2. Nach Ablauf dieser Zeit die Paprika, Süßkartoffeln und Möhren waschen. Schneiden Sie die Karotten vorsichtig. Schneiden Sie die Süßkartoffel und die Paprika in kleine Würfel. Vorsicht: Da es sich um eine sehr feste Masse handelt, besteht die Möglichkeit, dass sie verletzt wird. Seien Sie bitte vorsichtig!

3. Erhitzen Sie das Kokosöl in einer Pfanne bei mittlerer bis hoher Hitze. Das Gemüse fünf bis zehn Minuten im Öl braten. Dann die Currypaste hinzufügen und braten.

4. Die eingeweichten Haferflocken mit einem Stabmixer mixen, bis sie eine cremige Konsistenz erreichen, dann die Kokosmilch einrühren. Diese Mischung in die Pfanne geben und verrühren. Geben Sie die restliche Gemüsebrühe hinzu. Fünfzehn Minuten lang auf kleiner Flamme köcheln lassen und dabei den Topf abdecken. Von Zeit zu Zeit umrühren.

5. Der Brokkoli sollte in dieser Zeit gewaschen und in kleine Röschen geschnitten und dann geteilt werden. Der Brokkoli und die Erbsen sollten nach Ablauf der 15 Minuten zum Curry gegeben werden, und das Curry sollte weitere 10 bis 15 Minuten gekocht werden, bis das Gemüse die richtige Konsistenz erreicht hat. Würzen Sie das Curry mit Currypulver, Salz und Pfeffer.

6. Das Curry sollte in einer Schüssel serviert werden. Wenn Sie möchten, können Sie es mit Reis oder Fladenbrot zubereiten.

35. Gemüse-Hafer-Auflauf

- Vorbereitungszeit: 30 Minuten + 45-60 Minuten Backzeit
- Schwierigkeitsgrad: leicht
- Nährwertangaben/Portion: 574 kcal, 56 g Kohlenhydrate, 22 g Fett, 32 g Eiweiß

Zutaten (2 Portionen):

- 350 Gramm Kartoffeln
- 200 Gramm Karotten
- 250 Gramm Blumenkohl
- 60 Gramm Haferflocken
- 2 Eier (Größe M)
- 100 ml Milch (1,5% Fett)
- 75 g Gratinkäse

- Salz, Pfeffer, Muskatnusspulver
- etwas Öl für die Form

Vorbereitung:

1. Bevor Sie beginnen, bringen Sie einen großen Topf mit Salzwasser auf dem Herd zum Kochen. Bereiten Sie das Gemüse vor, indem Sie es waschen, gegebenenfalls schälen und je nach Wunsch in große Würfel oder Röschen schneiden. Kochen Sie alles etwa fünfzehn bis zwanzig Minuten lang. Da es im Ofen weitergaren wird, sollte es noch nicht zu weich sein.
2. Bereiten Sie eine Auflaufform vor, indem Sie sie leicht mit Öl einfetten und den Ofen auf 180 Grad Ober- und Unterhitze vorheizen.
3. Dann die Haferflocken mit dem gekochten Gemüse vermischen. Nachdem Sie die Eier mit der Milch und den Gewürzen verquirlt haben, geben Sie sie zu der Gemüse-Haferflocken-Mischung und mischen sie gründlich.
4. Nachdem Sie alles in die Auflaufform gefüllt haben, bestreuen Sie sie mit dem Käse und backen sie fünfundvierzig bis sechzig Minuten, oder bis der Käse eine goldbraune Farbe angenommen hat.

36. Haferflocken-Rührei auf Toast

- Zubereitungszeit: 15 Minuten
- Schwierigkeitsgrad: leicht
- Nährwertangaben: 573 kcal, 58 g Kohlenhydrate, 24 g Fett, 28 g Eiweiß

Zutaten:

- 60 Gramm Haferflocken
- 2 Eier
- Salz-Pfeffer
- 2 Scheiben Vollkorntoast
- etwas frischen Schnittlauch
- andere Gewürze/Kräuter Ihrer Wahl
- etwas Öl zum Braten

Vorbereitung:

1. In einer Pfanne etwas Öl auf mittlere bis hohe Temperatur bringen.

2. Die Haferflocken, die Eier, das Salz, den Pfeffer und alle anderen Gewürze und Kräuter in eine Schüssel geben und verquirlen.

3. Sobald die Eier-Haferflocken-Mischung in die Pfanne gegeben wurde, warten Sie, bis sie Form annimmt. Nach vier bis fünf Minuten das Fleisch vorsichtig umdrehen und die andere Seite etwa zwei bis drei Minuten lang anbraten.

4. Währenddessen das Vollkornbrot rösten. Den Schnittlauch waschen, trocken schütteln und dann sehr grob hacken.

5. Wenn das Rührei fertig ist, verteilen Sie es auf dem Toast und garnieren Sie es mit Schnittlauch.

37. Haferpfannkuchen

- Zubereitungszeit: 30 Minuten
- Schwierigkeitsgrad: leicht
- Nährwertangaben/Portion: 266 kcal, 32 g Kohlenhydrate, 9 g Fett, 12 g Eiweiß
-

Zutaten (4 Portionen):

- 100 g Haferflocken, weich
- 2 Eier (Größe M)
- 100 g Vollkornmehl
- 1 Prise Salz
- 180 ml Milch (1,5% Fett)
- 50 ml Mineralwasser
- etwas Öl zum Backen

Vorbereitung:

1. Als Erstes geben Sie die Hälfte der Haferflocken in einen Mixer und zerkleinern sie, bis sie eine mehlähnliche Konsistenz haben.

2. Zweitens: Die Eier verquirlen. Unter Rühren die Haferflocken, das Vollkornmehl und eine Prise Salz zu der Mischung geben.

3. 3. Danach die Milch und den letzten Teil der Haferflocken hinzufügen. Zum Schluss gießen Sie das Mineralwasser hinzu und mischen es gründlich. Lassen Sie den Teig zehn Minuten ruhen.

4. 4. Etwas Öl in einer Pfanne bei mittlerer Hitze erhitzen und die Pfannkuchen in einer einzigen Schicht von unten nach oben ausbacken.

5. 5. Joghurt, Quark, Obst oder Marmelade sind akzeptable Optionen für süße Beläge. Es gibt auch herzhafte Varianten der Pfannkuchen, die mit gebratenen Pilzen, Käse oder Tomaten gefüllt werden können.

Hinweis: Beläge und Füllungen sind in den Nährwertangaben nicht enthalten.

38. Herzhafter Brei mit Pilzen und Spinat

- Zubereitungszeit: 20 Minuten
- Schwierigkeitsgrad: leicht
- Nährwertangaben: 419 kcal, 50 g Kohlenhydrate, 11 g Fett, 22 g Eiweiß

Zutaten:

- 1 kleine Zwiebel
- 200 Gramm Champignons
- 100 g Blattspinat
- 75 g Haferflocken
- 300 ml Gemüsebrühe
- Salz, Pfeffer, Muskatnuss
- Kräuter Ihrer Wahl
- etwas Öl zum Braten

Vorbereitung:

1. Die Zwiebel wird geschält, halbiert und in dünne Streifen geschnitten. Die Zwiebelstreifen werden fünf Minuten lang in einem Topf mit etwas Öl bei mittlerer Hitze angebraten.
2. Währenddessen die Pilze gründlich waschen oder putzen und in Würfel schneiden. Die Blätter des Spinats putzen.
3. Die Pilzwürfel nach dem Hinzufügen weitere fünf Minuten braten. Danach den Spinat hinzugeben.
4. Sobald der Spinat anfängt zu welken, die Haferflocken in die Pfanne geben und die Pfanne mit der Gemüsebrühe ablöschen. Dann die Temperatur reduzieren.
5. Um die gewünschte Konsistenz zu erreichen, köcheln lassen. Nach Geschmack mit den Kräutern und Gewürzen abschmecken, die ganz zum Schluss hinzugefügt werden. Kräuter wie Petersilie und Schnittlauch sind eine gute Wahl.
6. Vor dem Servieren sollte der Brei in eine Schüssel gegeben werden.

- Zubereitungszeit: 30 Minuten
- Schwierigkeitsgrad: leicht
- Nährwertangaben: 719 kcal, 75 g Kohlenhydrate, 30 g Fett, 29 g Eiweiß

Zutaten:

- 2 Eier (Größe M)
- 15 g Kokosblütenzucker
- 1 Prise Salz
- 150 Gramm Heidelbeeren
- 125 ml Hafermilch
- 40 g Mehl Ihrer Wahl
- 40 g Haferflocken, weich
- etwas Öl zum Backen
- 1 Teelöffel Puderzucker aus Birkenzucker

Vorbereitung:

1. Trennen Sie zunächst die Eier. Geben Sie das Eigelb in eine Schüssel. Das Eiweiß wird in einer hohen Schüssel mit der Hälfte des Kokosblütenzuckers und dem Salz zu steifem Eischnee geschlagen. Wenn das Gefäß, in dem das Eiweiß aufgeschlagen wird, nicht trocken ist und kein Fett enthält, gelingt das Aufschlagen nicht gut. Das Eis im Kühlschrank anrichten.
2. 3. Die Heidelbeeren in ein Sieb geben und beiseite stellen. Dort sollten Sie sie waschen und abtropfen lassen.
3. Im dritten Schritt die Haferflocken, das Mehl, die Hafermilch und den restlichen Kokosblütenzucker zu dem Eigelb geben und verrühren. Während der zehn Minuten sollte sich der Teig ausdehnen können.
4. 4. Danach den Eischnee vorsichtig unter die Masse heben.
5. 5. Etwas Öl in einer Pfanne auf mittlerer Stufe erhitzen. Bevor der Teig hineingegossen wird, hundert Gramm Blaubeeren darüber streuen. Um eine goldbraune Farbe auf der ersten Seite zu erreichen, vier bis fünf Minuten backen. Dann wird der Pfannkuchen gewendet und weitere zwei bis drei Minuten gebacken, oder bis die andere Seite ebenfalls goldbraun ist.
6. 6. Mit zwei Spateln die Pfannkuchen vorsichtig in Stücke reißen und weiterbacken, bis die Pfannkuchen innen durchgebacken sind.

7. Nun wird der Kaiserschmarrn auf zwei Teller verteilt, die restlichen Heidelbeeren darauf verteilt und mit Puderzucker bestreut.

40. Kichererbsenauflauf mit gerösteten Haferflocken

- Zubereitungszeit: 30 Minuten
- Schwierigkeitsgrad: leicht
- Nährwertangaben/Portion: 542 kcal, 73 g Kohlenhydrate, 13 g Fett, 22 g Eiweiß

Zutaten (2 Portionen):

- 150 g Haferflocken, weich
- 1 Knoblauchzehe
- 1 Zwiebel
- 30 g Tomatenmark
- 1 g Chilipulver
- 2,5 g Currypulver
- etwas Muskatnusspulver, Kurkuma
- Salz-Pfeffer
- 1 Dose Tomatenwürfel
- 30ml Sojasauce
- 1 Dose Kichererbsen
- etwas frische Petersilie
- etwas Öl zum Braten

Vorbereitung:

1. Die Haferflocken werden in einer Pfanne, die auf mittlerer Stufe erhitzt wurde, einige Minuten lang ohne Zugabe von Öl geröstet. Die gerösteten Haferflocken werden in eine Schüssel gegeben und dann beiseite gestellt.
2. Bereiten Sie die Pfanne vor, indem Sie sie auf mittlerer Stufe erhitzen und etwas Öl hineingeben. Die Knoblauchzehe und die Zwiebel sollten geschält und sehr grob gehackt werden. Beides drei bis vier Minuten lang anbraten. Nach Zugabe des Tomatenmarks und der Gewürze kurz anbraten.
3. Mit den Tomaten und der Sojasauce den Topf ablöschen. Nach dem Umrühren die Kichererbsen und die gerösteten Haferflocken hinzufügen und fünf bis zehn Minuten weiterkochen lassen.
4. Waschen Sie die Petersilie, schütteln Sie sie trocken, und hacken Sie sie dann sehr

fein.

5. Die Kichererbsenpfanne sollte auf zwei Teller aufgeteilt werden, und die Petersilie sollte vor dem Servieren verwendet werden.

41. Mediterrane Haferflocken in Tomatensauce

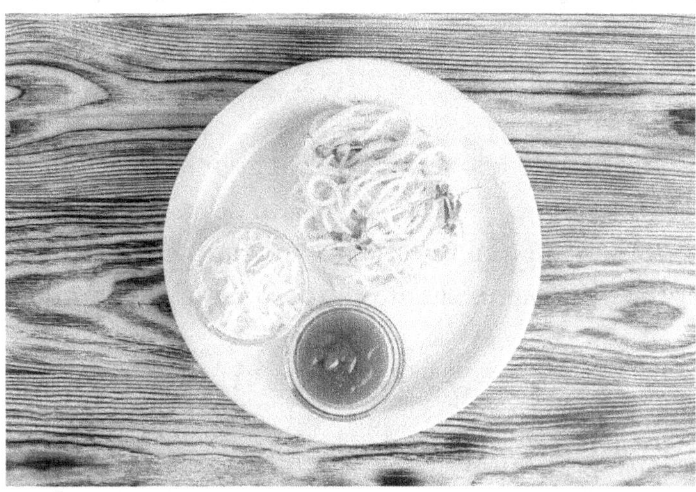

- Zubereitungszeit: 30 Minuten
- Schwierigkeitsgrad: leicht
- Nährwertangaben/Portion: 318 kcal, 41 g Kohlenhydrate, 11 g Fett, 9 g Eiweiß

Zutaten (2 Portionen):

- Für die Kugeln: Für die Sauce:
- 120 ml Gemüsebrühe 1 Zwiebel
- 100 g Haferflocken, zart 1 Dose Tomaten, stückig
- 5 g Paprikapulver, geräuchert 1 Esslöffel Balsamico-Essigcreme
- 5 g Senf 1 Teelöffel Oregano
- je 2,5 g Oregano, Basilikum und 1 Teelöffel Paprika
- Salz, Pfeffer ½ Teelöffel Thymian
- etwas Olivenöl zum Braten Salz, Pfeffer
- etwas Olivenöl zum Braten

Vorbereitung:

1. Die Haferflocken mit der Gemüsebrühe und dem warmen Wasser in eine Schüssel geben und zwanzig Minuten stehen lassen, damit sie sich ausdehnen können.

2. Währenddessen in einem Topf etwas Olivenöl bei mittlerer Hitze erhitzen. Dies wird die Soße sein. Nachdem Sie die Zwiebel geschält und gewürfelt haben, braten Sie sie vier bis fünf Minuten im Topf an. Mit den Tomaten den Topf ablöschen. Nach dem Hinzufügen der Balsamico-Creme, der Gewürze und der Kräuter verquirlen Sie alles und lassen es zehn bis fünfzehn Minuten köcheln.

3. Die Gemüsebrühe aus der Schüssel abtropfen lassen, falls nach Ablauf der zwanzig Minuten noch etwas übrig ist. Den Senf und die Gewürze mit den Haferflocken in einer Schüssel verrühren. In einer Pfanne etwas Olivenöl auf hohe Temperatur bringen.

4. Nachdem Sie Ihre Hände leicht mit Wasser angefeuchtet haben, rollen Sie aus der Masse zehn Kugeln aus. Sie sollten dann auf allen Seiten angebraten werden.

5. Die Bällchen werden auf einer Platte angerichtet. Die Tomatensoße sollte darüber gegossen werden. Man kann sie mit Nudeln, Reis, Brot und so weiter servieren.

42. Mexikanische Linsen-Haferflocken-Schüssel mit Halloumi

- Zubereitungszeit: 25 Minuten
- Schwierigkeitsgrad: leicht
- Nährwertangaben: 891 kcal, 79 g Kohlenhydrate, 41 g Fett, 43 g Eiweiß

Zutaten:

- 20 g Haferflocken, weich
- 50 Gramm rote Linsen
- 50 g Halloumi
- 75 g Blattspinat
- 75 g Kidneybohnen
- 75 Gramm Mais
- ½ Avocado
- 20g Nachos
- Salz, Knoblauch und Currypulver
- etwas Öl zum Braten

Vorbereitung:

1. Die Haferflocken werden in einer Pfanne, die auf mittlerer bis hoher Stufe erhitzt wurde, einige Minuten lang ohne Zugabe von Öl geröstet. Die gerösteten Haferflocken werden in eine Schüssel gegeben und dann beiseite gestellt.

2. Bringen Sie einen Topf mit Wasser zum Kochen und würzen Sie es mit etwas Salz, Knoblauchpulver und Currypulver. Stellen Sie den Topf auf das Gericht. Die Linsen in den Topf geben und fünf bis zehn Minuten bei niedriger Hitze köcheln lassen.
3. Die Pfanne vorbereiten, indem man sie auf mittlerer Stufe erhitzt und etwas Öl hineingibt. Den Halloumi von beiden Seiten anbraten, bis er eine goldbraune Farbe annimmt.
4. Waschen Sie in der Zwischenzeit auch den Spinat. Zum Waschen und Abtropfen den Mais und die Kidneybohnen in ein Sieb geben. Die Avocado der Länge nach halbieren, die Hälften gegeneinander verdrehen und den Stein vor dem Verzehr entfernen. Bereiten Sie die Avocado vor, indem Sie die Schale mit einem Löffel entfernen und die Avocado dann in Würfel schneiden.
5. Stellen Sie eine Schüssel zum Servieren zusammen. Geben Sie die roten Linsen, den Halloumi, den Spinat, die Kidneybohnen, den Mais und die Avocado hinein. Ordnen Sie sie in verschiedenen Kombinationen an. Verteilen Sie die gerösteten Haferflocken auf der Oberfläche. Sie können die Nachos nicht nur im Ganzen dazugeben, sondern sie auch zerkleinern und darüber streuen.

43. Mini-Zwiebelkuchen

- Zubereitungszeit: 25 Minuten + Koch-/Backzeit: 105 Minuten
- Schwierigkeitsgrad: leicht
- Nährwertangaben/Stück: 198 kcal, 15 g Kohlenhydrate, 12 g Fett, 6 g Eiweiß

Zutaten (20 Stück):

- Für den Teig: für die Füllung: Sonstiges:
- 200 g Haferflocken 750 g Zwiebeln 20 Streifen Backpapier
- 200 g Mehl 150 g Lauch
- 2 Prisen Zucker 75 g Cashewnüsse
- 1 Teelöffel Salz 200 g Tofu, geräuchert
- 200 g Margarine, kalt 100 ml Wasser
- 40 ml Hafermilch 1 Esslöffel Zitronensaft
- Salz, Pfeffer Kreuzkümmel (ganz)
- Öl zum Braten

Vorbereitung:

1. Zuerst wird der Teig zubereitet. Haferflocken, Mehl, Zucker und Salz in einer Schüssel vermengen. Mischen, bis alles gut vermischt ist. Die Zutaten in eine Küchenmaschine geben und die kalte Margarine mitverarbeiten, bis ein krümeliger Teig entsteht. Unter ständigem Rühren nach und nach die Milch in kleinen Gaben hinzufügen. Der letzte Schritt besteht darin, den Teig mit den Händen zu einer Kugel zu formen. Die Teigkugel sollte zugedeckt für eine Stunde in den Kühlschrank gelegt werden.

2. Bereiten Sie die Füllung zu, wenn Sie die Zeit dazu haben. Erhitzen Sie dazu etwas Öl in einer großen Pfanne bei mittlerer bis hoher Hitze. Die Zwiebeln werden geschält und gewürfelt. Der Lauch wird gewaschen und dann in dünne Ringe geschnitten. Beides wird in der Pfanne etwa zwanzig Minuten lang gebraten. Dabei oft umrühren.

3. Die Cashewnüsse sollten grob gehackt werden. Den Tofu in kleinere Würfel schneiden. Für die Creme die Cashewnüsse und die Hälfte der Tofuwürfel mit Wasser, Zitronensaft und den Gewürzen in einen Mixer geben. So lange pürieren, bis eine glatte Masse entsteht.

4. Wenn die Zwiebeln und der Lauch weich und karamellisiert sind, die Sahne zusammen mit dem restlichen gewürfelten Tofu hinzufügen.

5. Den Backofen auf 180 Grad Ober- und Unterhitze vorheizen. In einer Muffinform zwei Förmchen vorbereiten. Wenn Sie möchten, dass die Pergamentpapierstreifen auf beiden Seiten eines Muffinblechs herausragen, schneiden Sie sie entsprechend aus. Nach dem Backen lassen sich die Zwiebelkuchen-Törtchen relativ leicht aus den Förmchen herausnehmen. Sie sollten die Streifen in die Förmchen legen.

6. Nachdem der Teig aus dem Kühlschrank genommen wurde, wird er noch einmal durchgeknetet, dann in zwanzig Stücke geteilt und in die Muffinformen gedrückt, so dass ein Rand entsteht. Stechen Sie die Böden mehrmals ein, zum Beispiel mit einem Zahnstocher oder einer Gabel. Durch das Einstechen wird verhindert, dass der Teig beim Backen aufplatzt.

7. Die Törtchen mit der Zwiebelcreme bestreichen und zwanzig bis fünfundzwanzig Minuten backen, oder bis sie goldbraun sind.

44. Pilz-Hafer-Bowl mit Käse

- Zubereitungszeit: 25 Minuten
- Schwierigkeitsgrad: leicht
- Nährwertangaben: 570 kcal, 47 g Kohlenhydrate, 26 g Fett, 30 g Eiweiß

Zutaten:

- 1 kleine Zwiebel
- 200 g Champignons nach Wahl
- 75 g Haferflocken
- 300 ml Gemüsebrühe
- 50 g Käse, gerieben
- Salz-Pfeffer
- etwas frische Petersilie
- etwas Öl zum Braten

Vorbereitung:

1. Die Zwiebel wird geschält und in sehr dünne Würfel geschnitten. Die Zwiebeln sollten fünf Minuten lang in einer mit etwas Öl erhitzten Pfanne bei mittlerer Hitze angebraten werden.
2. 2. Während die Zwiebeln kochen, waschen oder putzen Sie die Pilze und schneiden Sie sie in kleine Stücke. Danach die Pilze zu den Zwiebeln geben und weitere fünf Minuten anbraten.
3. 3. Die Haferflocken leicht rösten, in den Topf geben und so schnell wie möglich mit der Gemüsebrühe ablöschen. Dann die Temperatur reduzieren.
4. 4. So lange köcheln lassen, bis die gewünschte Festigkeit erreicht ist. Ganz zum Schluss zwei Drittel des Käses unterheben und mit Salz und Pfeffer würzen.
5. Fünftens: Waschen Sie die Petersilie, schütteln Sie sie trocken und hacken Sie sie dann sehr fein. Wenn Sie bereit sind, den Brei zu servieren, richten Sie ihn in einer Schüssel an und garnieren Sie ihn mit dem restlichen Käse und der Petersilie.

- Zubereitungszeit: 20 Minuten
- Schwierigkeitsgrad: leicht
- Nährwertangaben: 521 kcal, 54 g Kohlenhydrate, 23 g Fett, 21 g Eiweiß

Zutaten:

- 1 kleine Zwiebel
- 200 g Kirschtomaten
- 50 g Feta
- 75 g Haferflocken
- 300 ml Gemüsebrühe
- Salz-Pfeffer
- etwas frisches Basilikum
- etwas Öl zum Braten

Vorbereitung:

1. Die Zwiebel schälen, halbieren und in feine Streifen schneiden. Etwas Öl in einem Topf bei mittlerer Hitze erhitzen und die Zwiebeln 5 Minuten lang anbraten.
2. In dieser Zeit die Kirschtomaten waschen und je nach Größe halbieren oder vierteln. Den Feta in kleine Stücke zerbröseln.
3. Dann die Kirschtomaten zu den Zwiebeln geben und 2-3 Minuten anschwitzen.
4. Dann die Haferflocken hinzufügen, mit der Gemüsebrühe ablöschen und die Hitze reduzieren.
5. Nun auf kleiner Flamme köcheln lassen, bis die gewünschte Konsistenz erreicht ist. Waschen und hacken Sie einige Basilikumblätter. Die Hälfte des Basilikums unter den Brei rühren. Zum Schluss mit Salz und Pfeffer abschmecken.
6. Zum Servieren den Brei in eine Schüssel geben und mit dem restlichen Basilikum garnieren.

46. Spinat-Quiche mit Tomaten und Feta-Käse

- Zubereitungszeit: 35 Minuten + 30 Minuten Backzeit
- Schwierigkeitsgrad: leicht
- Nährwertangaben/Portion: 298 kcal, 20 g Kohlenhydrate, 17 g Fett, 15 g Eiweiß

Zutaten (6 Portionen):

- Für den Boden: Für die Füllung:
- 150 g Haferflocken 300 g Blattspinat
- 80 g Magerquark 150 g Kirschtomaten
- 20 g Butter 2 Zwiebeln
- 1 Ei (Größe M) 75 g Crème fraîche
- ½ Teelöffel Salz 125 g Quark
- etwas Fett für die Form 2 Eier (Größe M)
- 60 g Fetakäse
- Salz, Pfeffer, Muskatnusspulver
- etwas Öl zum Braten

Vorbereitung:

1. Für den Boden alle Zutaten zu einem Mürbeteig verkneten und für eine halbe Stunde in den Kühlschrank stellen.
2. In der Zwischenzeit sollten der Spinat und die Kirschtomaten gewaschen und getrocknet werden.
3. In einer Pfanne etwas Öl auf mittlere bis hohe Temperatur bringen. Die Zwiebeln schälen, sehr fein würfeln und fünf Minuten lang in der Pfanne anbraten. Als Nächstes die Kirschtomaten und den Spinat hinzugeben und so lange anbraten, bis der Spinat verwelkt ist und ein Teil der Flüssigkeit verdunstet ist. Zum Abschmecken etwas Muskatnusspulver hinzugeben.
4. Den Backofen auf 180 Grad (Ober- und Unterhitze) vorheizen. Die Quicheform mit Fett einpinseln, um sie leicht zu bestreichen.
5. In der Zwischenzeit die Crème fraîche, den Quark und die Eier in eine große Schüssel geben und miteinander verrühren. Mit Pfeffer und Salz würzen. Den sehr fein gewürfelten Schafskäse untermischen.
6. Nachdem Sie die Quarkmasse gründlich vermengt haben, fügen Sie den Inhalt der Pfanne zu dieser Masse hinzu.
7. Legen Sie den Mürbeteig in die eingeölte Form und formen Sie einen Boden und einen Rand. Nach dem vorsichtigen Einfüllen der Quiche-Füllung wird die Form etwa eine halbe Stunde lang gebacken.
8. Die Flüssigkeit sollte nach einer kurzen Abkühlzeit serviert werden.

- Zubereitungszeit: 20 Minuten + Backzeit: 15-20 Minuten
- Schwierigkeitsgrad: leicht
- Nährwertangaben/Portion: 869 kcal, 90 g Kohlenhydrate, 37 g Fett, 41 g Eiweiß

Zutaten (2 Portionen):

- Für die Kasserolle: Für die Joghurtsauce:
- 160 g Haferflocken 100 g Radieschen
- 500 ml Gemüsebrühe 100 g griechischer Joghurt (10% Fett)
- 400 g Kartoffeln 100 g Naturjoghurt (1,5% Fett)
- 3 Zwiebeln ½ Teelöffel Zitronensaft
- 75 g gewürfelter Speck 1 Esslöffel Olivenöl
- 2 Eier (Größe M) 1 Knoblauchzehe
- Salz, Pfeffer Salz, Pfeffer
- Kräuter Ihrer Wahl
- etwas Öl für die Auflaufform

Vorbereitung:

1. Eine Pfanne auf mittlerer Stufe erhitzen und die Haferflocken darin ohne Zugabe von Öl ein paar Minuten rösten. Dann die Gemüsebrühe hinzufügen und etwa 5 Minuten köcheln lassen. Den Herd ausschalten und die Haferflocken 15 Minuten lang quellen lassen.
2. Inzwischen die Kartoffel waschen und die Zwiebeln schälen. Beides fein würfeln.
3. Etwas Öl in einer Pfanne auf mittlerer Stufe erhitzen. Die Kartoffel- und Zwiebelwürfel darin 10 Minuten anbraten. Dann den Speck hinzufügen und weitere 3-4 Minuten braten.
4. Den Backofen auf 200 Grad Ober- und Unterhitze vorheizen. Eine Auflaufform leicht mit Öl einpinseln.
5. Falls in den Haferflocken noch Gemüsebrühe vorhanden ist, diese abgießen. Den Inhalt der Pfanne und die Eier zu den Haferflocken geben, Gewürze und Kräuter Ihrer Wahl hinzufügen und gut vermischen.
6. Die Mischung in die Auflaufform geben und 15-20 Minuten backen.
7. In dieser Zeit die Joghurtsoße zubereiten. Die Radieschen waschen, trocknen und fein reiben.
8. Joghurt, Zitronensaft und Olivenöl in einer Schüssel verrühren. Die geriebenen

Radieschen zu der Joghurtmischung geben. Die Knoblauchzehe schälen, fein hacken und unterrühren. Mit Salz und Pfeffer abschmecken.

9. Den Auflauf zusammen mit der Joghurtsauce servieren.

48. Zucchini-Feta-Pastetchen mit Dip

- Zubereitungszeit: 45 Minuten
- Schwierigkeitsgrad: leicht
- Nährwertangaben/Portion: 348 kcal, 30 g Kohlenhydrate, 6 g Fett, 13 g Eiweiß

Zutaten (4 Portionen):

- Für die Pastetchen: Für den Dip:
- 750 g Zucchini ½ Zitrone
- 1 Bund Frühlingszwiebeln ½ Bund Petersilie
- 2 Eier (Größe M) ½ Bund Dill
- 100 g Mehl 400 g Naturjoghurt (1,5% Fett)
- 75 g Haferflocken, zart Salz, Pfeffer
- 200 g Feta
- Salz, Pfeffer, Paprikapulver
- Öl zum Braten

Vorbereitung:

1. Zuerst die Zucchini waschen. Nach dem Trocknen mit einer groben Reibe garnieren. Nachdem Sie die Reibe mit einem Teelöffel Salz in einem feinen Sieb bestreut haben, kneten Sie die Mischung leicht ein und lassen sie dann fünfzehn Minuten lang unberührt ruhen.
2. Währenddessen den Dip zubereiten. Die Zitrone wird gewaschen, halbiert und der Saft ausgepresst. Die Kräuter waschen und sehr grob hacken. Den Joghurt in eine Schüssel geben, den Zitronensaft dazugeben und die Kräuter untermischen. Das Gericht mit Pfeffer und Salz abschmecken.
3. Die Frühlingszwiebeln werden gewaschen und in dünne Ringe geschnitten. Die Zucchiniraspeln nehmen und in eine große Schüssel geben, nachdem sie leicht ausgedrückt wurden. Haferflocken, Eier, Mehl und Frühlingszwiebeln hineingeben, würzen und gut durchrühren. Zu guter Letzt den Fetakäse zerbröckeln und vorsichtig unterheben.
4. In einer Pfanne etwas Öl auf mittlere bis hohe Temperatur bringen. Die

Zucchinimischung in die Pfanne geben, immer nur zwei Teelöffel auf einmal. Jede Seite sollte vier bis fünf Minuten gebraten werden. Die Patties auf Küchenpapier legen, damit das überschüssige Fett aufgesaugt wird.

5. Die Patties mit dem Dip vermengen und servieren.

Rezepte für Abendessen

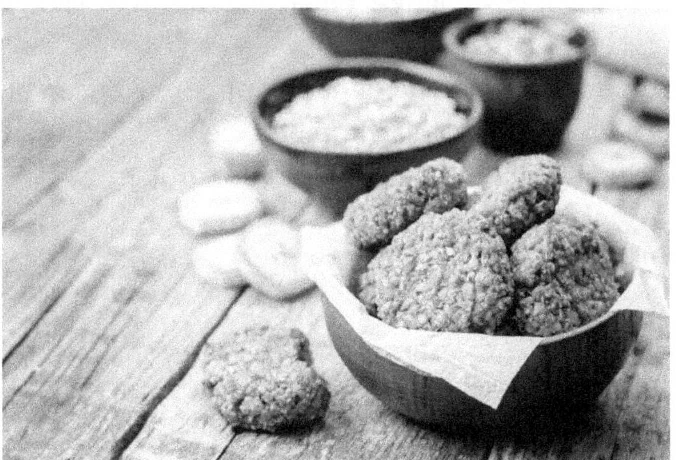

- Reicht für: 4
- Zubereitungszeit: 30 Minuten

Inhaltsstoffe

- D2r Hanf-Getreide
- 250 g Nüsse
- Meersalz
- Zimt
- 4 Unzen Ahornsirup
- 115 g Preiselbeeren, getrocknet

Wegbeschreibung

1. Zum Backen den Ofen auf 350 Grad vorheizen und den Rost in die Mitte des Ofens schieben.
2. Alle trockenen Zutaten sollten in einer Schüssel vermischt werden. Geben Sie anschließend alle flüssigen Zutaten in eine separate Schüssel. Rühren Sie den Inhalt beider Schüsseln zusammen.
3. Bereiten Sie die Auflaufform vor, indem Sie sie mit Antihaftspray einsprühen und dann die Haferflocken hineingeben.
4. Bei 350 Grad Fahrenheit eine Stunde lang backen und dabei alles umrühren. Eine

weitere Viertelstunde backen.

5. Stellen Sie die Schale für eine Weile in den Kühlschrank, damit sie aushärten kann. Jetzt, wo sie abgekühlt ist, können Sie sie in den Kühlschrank stellen.

6. Die ersten vier Zutaten für den Belag mischen, dann in eine Küchenmaschine oder einen Mixer geben und so lange pulsieren, bis die Mischung eine krümelige Konsistenz hat.

7. Den Ahornsirup in einem bescheidenen Topf zum Kochen bringen. Nachdem Sie den Belag mit dem Sirup vermischt haben, geben Sie ihn zum Servieren auf die Riegel. Einige Cranberries als Garnierung hinzufügen.

Nährwertbezogene Informationen

Kalorien 130, Fett 2g, Kohlenhydrate 22,9g, Eiweiß 5,5g

50. Tropische gebackene Haferflocken

- Geeignet für: 4 bis 6
- Zubereitungszeit: 1 Stunde und 15 Minuten

Inhaltsstoffe

- 375 g Haferflocken, gemahlen
- 115 g Mehl, Hafer
- 115 g Kokosnuss, geraspelt
- 5 g Backpulver
- 2,5 g Zimt
- 1 g gemahlener Ingwer
- Eine Prise Meersalz

Nass

- 375ml Milch, Mandelmilch
- 60 g Ahornsirup
- 30 g Kokosnuss-Rum
- 10 g Vanilleextrakt
- 1 Banane, zerkleinert
- 115 g frische Ananasringe

Wegbeschreibung

1. Während der Backofen auf 350 Grad vorheizt, die Auflaufform einfetten.
2. In einer großen Schüssel alle trockenen Zutaten durch Rühren miteinander verbinden. Die feuchten Zutaten sollten langsam untergerührt werden. Vergewissern Sie sich, dass alles gründlich vermengt ist, indem Sie umrühren.
3. Die Ananas- und Bananenstücke sollten untergehoben werden.
4. Nachdem Sie die Haferflocken in die Auflaufform gegossen haben, sollten Sie sechs Ananasringe auf die Haferflocken legen.
5. Zucker und Zimt sollten darüber gestreut werden.
6. Etwa eine Stunde lang kochen.
7. Nach einer Ziehzeit von etwa zehn Minuten servieren.

Nährwertbezogene Informationen

- Kalorien 320, Fett 10,2 g, Kohlenhydrate 54,7 g, Eiweiß 8,8 g

51. Heidelbeer-Haferflocken

- Dient: 1
- Zubereitungszeit: 10 bis 15 Minuten

Inhaltsstoffe

- 250 g Haferflocken, schnell
- 115 g Heidelbeeren
- 15 g Sonnenblumenkerne
- 15 g Agavennektar

Wegbeschreibung

1. Bereiten Sie die Haferflocken nach den Anweisungen auf der Packung zu.
2. Geben Sie die restlichen Zutaten darauf.

Nährwertbezogene Informationen

- Kalorien 161, Fett 3,7 g, Kohlenhydrate 15,7 g, Eiweiß 3,6 g

- Reicht für: 1
- Zubereitungszeit: 15 Minuten

Inhaltsstoffe

- 30 g Kokosnuss, flockig
- 250 g Haferflocken, schnell
- 15 g brauner Zucker
- 115 g Mango, gewürfelt
- 30 g Cashewnüsse, gehackt

Wegbeschreibung

1. Heizen Sie den Ofen auf 350 Grad Fahrenheit vor.
2. Die Kokosnüsse sollten in der Backform verteilt und etwa fünf Minuten lang geröstet werden.
3. Bereiten Sie die Haferflocken nach den Anweisungen auf der Packung zu.
4. Nachdem Sie den braunen Zucker eingearbeitet haben, garnieren Sie das Gericht mit den Cashewnüssen, dem Obst und den Kokosflocken.

Nährwertbezogene Informationen

- Kalorien 279, Fett 5g, Kohlenhydrate 39g, Eiweiß 6,1g

53. Haferflocken mit Cheddar und Frühlingszwiebeln

Reicht für: 1

Zubereitungszeit: 10 bis 15 Minuten

Inhaltsstoffe

- 250 g Haferflocken, schnell
- 57 g Käse, Cheddar, geraspelt
- 1,2 g Paprika
- Salz und Pfeffer nach Geschmack

- 1 Frühlingszwiebel, gehackt

Wegbeschreibung

1. Bereiten Sie die Haferflocken nach den Anweisungen auf der Packung zu.
2. Den Cheddar-Käse, die Frühlingszwiebeln und die Gewürze hinzufügen und das Gericht noch warm servieren.

Nährwertbezogene Informationen

- Kalorien 109, Fett 3,5 g, Kohlenhydrate 10,8 g, Eiweiß 9,8 g

54. Haferflocken und Speck mit Ahornsirup

- Reicht für: 1
- Zubereitungszeit: 15 Minuten

Inhaltsstoffe

- 1 Scheibe Speck
- 1 Tasse Haferflocken, schnell
- 1 Esslöffel Ahornsirup

Wegbeschreibung

1. Den Speck zerkleinern, nachdem er gekocht wurde, bis er ganz knusprig ist.
2. Befolgen Sie die Anweisungen auf der Verpackung, um die Haferflocken zuzubereiten.
3. Der Sirup und der Speck sollten untergemischt werden.

Nährwertbezogene Informationen

- Kalorien 471, Fett 14,5 g, Kohlenhydrate 49,5 g, Eiweiß 36,8 g

55. Marmelade Haferflocken

- Dient: 1
- Zubereitungszeit: 10 Minuten

Inhaltsstoffe

- 1/4 kg Hafer, schnell
- 30 g Joghurt, griechisch
- 30 g Marmelade

Wegbeschreibung

1. Bereiten Sie die Haferflocken nach den Anweisungen auf der Verpackung zu.
2. Den Joghurt und die Marmelade einrühren.

Nährwertbezogene Informationen

- Kalorien 99, Fett 2,2 g, Kohlenhydrate 19,3 g, Eiweiß 1,3 g

56. Karottenkuchen Haferflocken

- Reicht für: 2
- Zubereitungszeit: 30 bis 45 Minuten

Inhaltsstoffe

- 1/4 kg Möhren, geraspelt
- 250ml Milch, Mandelmilch
- 30ml Milch, Kokosnuss
- 5g Zimt
- 1g Ingwer
- 1g Muskatnuss
- Salz nach Geschmack
- 1/2 Tasse Hafer
- 5 g Vanilleextrakt
- 2,5 g Zitronensaft
- 30 g Walnüsse, gehackt
- 30 g Rosinen
- 30 g Ahornsirup
- 15 g Kokosnuss, geraspelt, gesüßt
- 17,5ml Kokosnussmilch, Kokosnuss

Wegbeschreibung

1. Mandelmilch, Kokosmilch, Zimt, Ingwer und Salz sollten in einem Topf mit einem Schneebesen verrührt werden, bevor sie erhitzt werden.
2. Die Karotten und die Haferflocken einrühren, während sie auf kleiner Flamme weiter köcheln. Im Laufe von etwa sechs bis sieben Minuten die Mischung verquirlen.
3. Wenn die Mischung die gewünschte Konsistenz erreicht hat, nehmen Sie sie vom Herd und fügen Sie langsam die restlichen Zutaten hinzu.
4. Zum Servieren in zwei Schalen aufteilen.

Nährwertbezogene Informationen

- Kalorien 297, Fett 6,6 g, Kohlenhydrate 52,1 g, Eiweiß 11,8 g

57. Haferflocken mit Mandelgeschmack

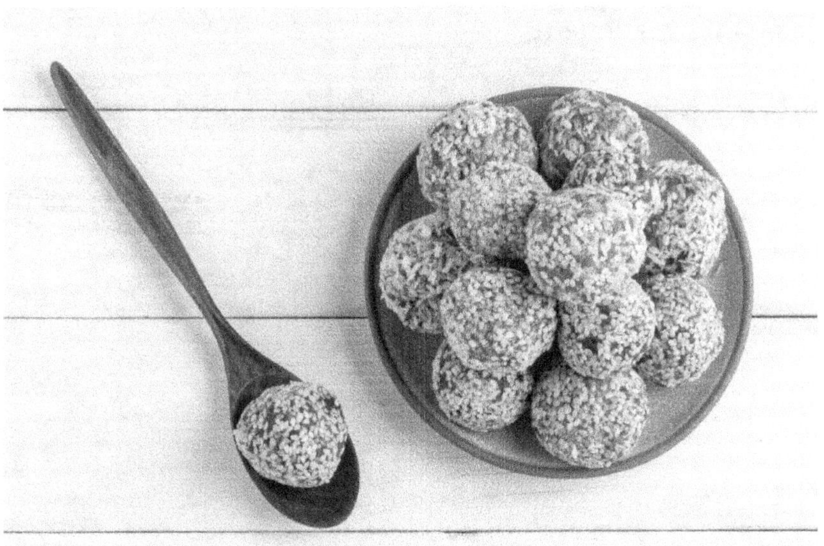

- Reicht für: 1
- Zubereitungszeit: 15 Minuten

Inhaltsstoffe

- 250 g Milch, Kokosnuss
- 115 g Haferflocken, gemahlen

* 1 Banane, reif
* 57 g Mandelextrakt
* 20 g Kakaopulver
* Kokosnussflocken, geraspelt

Wegbeschreibung

1. Für die Haferflocken die Kokosmilch zum Kochen bringen, dann die Haferflocken einrühren und die Hitze auf ein Köcheln reduzieren.
2. Die Banane in einer Schüssel zerdrücken und dann unter leichtem Rühren zur Kokosmilch geben.
3. Kakao, Salz und Mandelextrakt in einem langsamen und gleichmäßigen Strom hinzufügen.
4. Während des Rührens die Mischung im Auge behalten. Mit der Zeit wird die Masse zu einem Teig, der einem Fudge ähnelt.
5. Gut mischen, dann servieren.

Nährwertbezogene Informationen

* Kalorien 260, Fett 12g, Kohlenhydrate 26,9g, Eiweiß 14,7g

58. Gebackene Kürbis-Haferflocken-Happen

* Reicht für: 12 Bissen
* Zubereitungszeit: 25 bis 30 Minuten

Inhaltsstoffe

* 1 Banane
* 1 Ei
* 250 g Hafer
* ½ Dose Kürbis
* 5g Vanille
* 2,5 g Kürbiskuchengewürz
* 1,2 g Salz
* 57 g Rosinen
* 200 ml Milch
* 2,5 g Backpulver

Wegbeschreibung

1. Bereiten Sie das Muffinblech vor, indem Sie es mit Antihaft-Spray bestreichen, bevor Sie den Ofen auf 375 Grad vorheizen.
2. Alle übrigen Zutaten und die Eier werden in einer großen Schüssel miteinander vermischt.
3. Nachdem Sie den Teig in die Muffinförmchen gefüllt haben, backen Sie die Muffins etwa zehn bis zwölf Minuten lang.
4. Vor dem Servieren abkühlen lassen.

Nährwertbezogene Informationen

- Kalorien 59, Fett 1,5 g, Kohlenhydrate 11,8 g, Eiweiß 1,1 g

59. Fuzzy-Haferflocken-Smoothie

- Reicht für: 1
- Zubereitungszeit: 5 Minuten

Inhaltsstoffe

- 1 Pfirsich, gefroren, entkernt
- 1 Mango, gewürfelt
- 1 Karotte, geraspelt
- 125ml , Mandel
- 30 ml Orangensaft
- 28 g Hafer

Wegbeschreibung

1. Geben Sie alle Zutaten in einen Mixer oder eine Küchenmaschine und pürieren Sie sie, bis sie sehr glatt sind.

Nährwertbezogene Informationen

- Kalorien 148, Fett 2,6 g, Kohlenhydrate 24,4 g, Eiweiß 7,7 g

Haferflocken-Zimtschnecken-Smoothie

- Reicht für: 1
- Zubereitungszeit: 5 Minuten

Inhaltsstoffe

- 115ml Milch, Mandelmilch
- 1 Behälter mit 6 Unzen Joghurt, naturbelassen
- 1,5 g Zimt
- 2,5 g Muskatnuss
- 5g Vanille
- 115 g Hafer
- 1 Banane, gefroren
- 115g Eis

Wegbeschreibung

1. Geben Sie alle Zutaten in einen Mixer oder eine Küchenmaschine und pürieren Sie sie, bis sie seidenweich sind.
2. Eventuell müssen Sie noch Milch oder Eis hinzufügen.

Informationen

- Kalorien 455, Fett 11,6 g, Kohlenhydrate 70,7 g, Eiweiß 21,5 g

60. Sriracha-Erdnussbutter mit Kichererbsen

- Dient: 1
- Zubereitungszeit: 15 Minuten

Inhaltsstoffe

- 115 g Hafer
- Salz
- 250 ml Milch
- 7 g Ahornsirup
- 2,5 g Sriracha-Sauce
- 45 g Erdnussbutter

- 115 g Kichererbsen, Ahorn, scharf

Wegbeschreibung

1. Haferflocken, Milch und Salz werden in einem Topf unter Rühren zum Kochen gebracht.
2. Wenn die Sauce die gewünschte Konsistenz erreicht hat, den Ahornsirup unterrühren.
3. Anschließend das Gericht vom Herd nehmen und die Erdnussbutter und die Sriracha-Sauce einrühren.
4. Zum Servieren die Kichererbsen über das Gericht streuen.

Nährwertbezogene Informationen

- Kalorien 377, Fett 18g, Kohlenhydrate 20g, Eiweiß 31g

61. Spanische Haferflocken mit Schokolade

- Reicht für: 1
- Zubereitungszeit: 30 Minuten

Inhaltsstoffe

- 83 g Hafer
- 5g Mexikanisches Schokoladengewürz
- 30 g Kakaopulver
- 7,5 g Honig
- 125 ml Milch
- 125 ml Wasser
- 5 g Butter
- 2 Eiweiß

Wegbeschreibung

1. Alle Zutaten, mit Ausnahme der Butter und des Eischnees, in eine Rührschüssel geben.
2. In einen Topf geben, abdecken und zum Kochen bringen.
3. Sobald die Haferflocken kochen, lassen Sie sie auf kleiner Flamme etwa fünf bis

sechs Minuten weiterkochen. Bitte prüfen Sie, ob die Haferflocken gar sind.

4. Den Herd auf die niedrigste Stufe schalten und das Eiweiß und die Butter einrühren, bis sie sich verbunden haben.
5. In dieser letzten Phase müssen Sie unbedingt ständig rühren. Nach ein bis drei Minuten sollte alles etwas zähflüssiger werden.

Nährwertbezogene Informationen

- Kalorien 270, Fett 6,9 g, Kohlenhydrate 42 g, Eiweiß 12,2 g

Mason Jar-Rezepte

- Dient: 1
- Kochzeit: 8 Stunden

Inhaltsstoffe

- 115 g Haferflocken, gemahlen
- 250ml Milch, Kokosnuss
- 1 Banane, zerkleinert
- 250 g Erdbeeren
- 15 g Chiasamen

Wegbeschreibung

1. Geben Sie zunächst alle Zutaten in ein Einmachglas und decken Sie es ab.
2. Vor dem Servieren eine ganze Nacht im Kühlschrank durchziehen lassen.

Nährwertbezogene Informationen

- Kalorien 293, Fett 4,9 g, Kohlenhydrate 58,8 g, Eiweiß 19,9 g

- Geeignet für: 8 bis 12
- **Kochzeit:** 8 bis 10 Stunden

Inhaltsstoffe

- 250 g Haferflocken, gemahlen
- 250 ml Milch
- ½ Banane, reif, zerkleinert
- 45 g Eiweißpulver, Vanille
- 5 g Vanilleextrakt
- 1,5 g Butter
- Meersalz

* 30 g Mini-Schokoladensplitter

Wegbeschreibung

1. Die Hälfte der Banane etwa dreißig Sekunden lang in der Mikrowelle zum Kochen bringen.
2. Die Schokolade sollte nicht in das Einmachglas gegeben werden, aber die Banane sollte in der Mischung enthalten sein. Nachdem Sie den Deckel aufgesetzt haben, schütteln Sie das Glas.
3. Stellen Sie das Glas für mindestens vier Stunden oder sogar über Nacht in den Kühlschrank.
4. Nach vier Stunden oder über Nacht können Sie die Dose öffnen und den köstlichsten Keksteig genießen, den Sie je gegessen haben.

Nährwertbezogene Informationen

* Kalorien 231, Fett 7g, Kohlenhydrate 21g, Eiweiß 1,8g

64. Foster's Overnight Oats

* Reicht für: 2
* Zubereitungszeit: 8 Stunden plus 10 Minuten

Inhaltsstoffe

* 5ml Kokosnussöl
* 3 Bananen, in Scheiben geschnitten
* 10ml Vanille
* 1,5 g Zimt
* 30 g Ahornsirup
* 250 g Haferflocken, stahlgeschnitten
* 10 g Flachs, gemahlen
* 500ml Milch

Wegbeschreibung

1. Das Kokosöl in einen kleinen Topf geben und auf mittlerer Flamme auf Temperatur bringen. Den Vanilleextrakt und die Bananen miteinander

vermengen.

2. Nach dem Einrühren von Zimt und Ahornsirup noch ein paar Minuten warten und dann die Mischung weiter kochen.
3. Mit einem Messbecher ¼ Tasse Haferflocken, Leinsamen und Milch in vier separate Einmachgläser verteilen. Verwenden Sie die gekochte Bananenmischung als Topping.
4. Stellen Sie die Gläser nach dem Verschließen eine ganze Nacht lang in den Kühlschrank.

Nährwertbezogene Informationen

- Kalorien 67, Fett 2,5 g, Kohlenhydrate 12,2 g, Eiweiß 1,1 g

65. Chia-Samen über Nacht

- Reicht für: 2
- Zubereitungszeit: 8 Stunden plus 10 Minuten

Inhaltsstoffe

- 1/4 kg Haferflocken, stahlgeschnitten
- 250ml Milch, Mandelmilch
- 30 g Leinsamen, gemahlen
- 1,5 g Kardamom
- 1,5 g Zimt
- 1,5 g Vanille
- 1,5 g Ingwer, gemahlen
- 1,5 g Muskatnuss
- 15 g Ahornsirup

Wegbeschreibung

1. Alle Zutaten werden in einer großen Schüssel vermischt, dann halbiert und in zwei gleich große Einmachgläser gefüllt. Abdecken und über Nacht in den Kühlschrank stellen.
2. Bitte servieren Sie sie mit den von Ihnen bevorzugten Toppings.

- Kalorien 205, Fett 5,1g, Kohlenhydrate 34g, Eiweiß 10,7g

Dessert-Rezepte

- Ergibt 12-15 Muffins

Zutaten:

- 2 Bananen
- 83 g Butter, erweicht
- 166 g Zucker
- 2 große Eier
- 5 g Vanilleextrakt
- 5 g Backpulver
- 5g Zimt
- 1,5 g Salz
- 500 g altmodische Haferflocken, zu Mehl gemahlen
- 125 g zusätzliche altmodische Haferflocken

Wegbeschreibung:

1. Bei 350 Grad Fahrenheit backen.
2. Die Bananen sollten in einer großen Schüssel püriert werden. Die restlichen Zutaten hinzufügen und gründlich vermischen.
3. Den Teig für die Muffins in ein gebuttertes Muffinblech geben und fast bis zum Rand füllen. Zwischen 18 und 20 Minuten warten. Wenn sie vollständig abgekühlt sind, aus den Förmchen nehmen und beiseite stellen.

67. Zitronen-Blaubeer-Muffins

- Ergibt 12-15 Muffins

Zutaten:

- 83 g Butter, erweicht
- 115 g Zucker
- 5 g Mandelextrakt

- 15 g Backpulver
- 2,5 g Salz
- 115 g Naturjoghurt
- 2 große Eier
- Schale und Saft von 1 kleinen Zitrone (etwa ½ Teelöffel Schale und 2-3 Esslöffel Saft)
- 1/2 kg altmodische Haferflocken, zu Hafermehl gemahlen
- 115 g zusätzliche altmodische Haferflocken
- 1/4 kg Heidelbeeren (gefroren oder frisch)

Wegbeschreibung:

1. Bei 375 Grad Fahrenheit backen.
2. In einer großen Schüssel alle Zutaten mit Ausnahme der Blaubeeren gründlich vermischen. Die Blaubeeren einrühren.
3. Den Teig für die Muffins in ein gebuttertes Muffinblech geben und fast bis zum Rand füllen. Zwischen 18 und 20 Minuten warten. Wenn sie vollständig abgekühlt sind, aus den Förmchen nehmen und beiseite stellen.
4. Aus einer halben Tasse Puderzucker, einem Esslöffel Milch und einem halben Teelöffel Zitronenextrakt eine Zitronenglasur herstellen. Über die abgekühlten Muffins träufeln.

68. Erdnussbutter-Schoko-Chip-Muffins

- Ergibt 18-20 Muffins

Zutaten:

- 3/4 kg altmodische Haferflocken, zu Hafermehl gemahlen
- 200 g zusätzliche altmodische Haferflocken
- 15 g Backpulver
- 13g Salz
- 45 g Butter, erweicht
- 250 g Erdnussbutter
- 1/4 kg brauner Zucker
- 3 große Eier
- 375ml Milch
- 250 g Schokoladenchips

Wegbeschreibung:

1. Bei 375 Grad Fahrenheit backen.
2. In einer großen Schüssel alle Zutaten mit Ausnahme der Schokoladenspäne gründlich vermischen. Die Schokoladenstückchen hinzufügen und gut vermischen.
3. Den Teig für die Muffins in ein gebuttertes Muffinblech geben und fast bis zum oberen Rand der Form füllen. 23 bis 25 Minuten backen. Lassen Sie die Muffins vollständig abkühlen, bevor Sie sie aus den Förmchen nehmen.

69. Kürbis-Schoko-Chip-Muffins

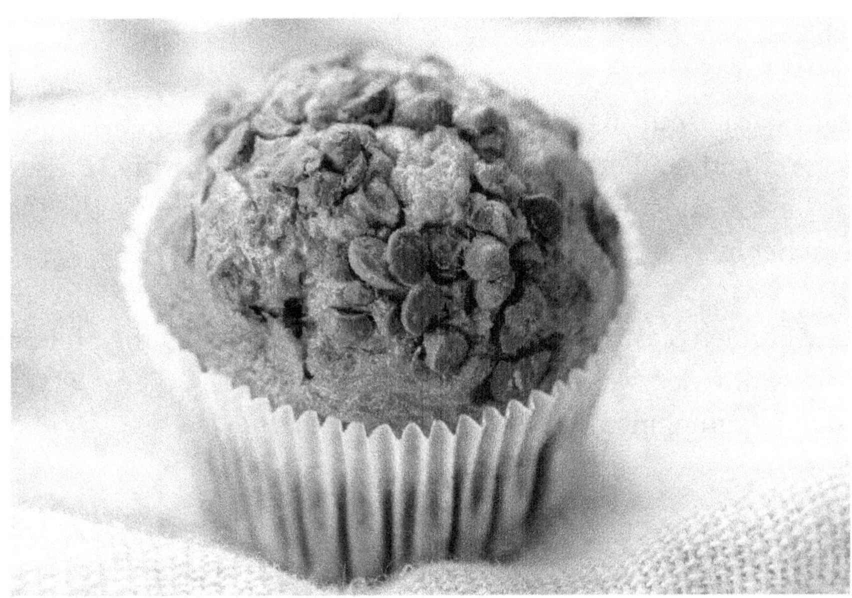

- Ergibt 24 Muffins

Zutaten:

- 3/4 kg altmodische Haferflocken, zu Hafermehl gemahlen
- 115 g zusätzliche altmodische Haferflocken
- 375 g Zucker
- 4 große Eier
- 16oz. Dose Kürbispüree
- 5 g Vanilleextrakt
- 115 g Butter, erweicht
- 115ml Kokosnussöl, geschmolzen*

- 10 g Backpulver
- 10 g Backpulver
- 10 g Zimt
- 5g Salz
- 200 g Schokoladenchips

Wegbeschreibung:

1. Bei 400 Grad Fahrenheit backen.
2.
3. In einer großen Schüssel alle Zutaten mit Ausnahme der Schokoladenspäne gründlich vermischen. Die Schokoladenstückchen hinzufügen und gut vermischen.
4.
5. Den Teig für die Muffins in eingeölte Muffinförmchen geben und diese fast bis zum oberen Rand der Form füllen. Die Muffins sollten 18 bis 22 Minuten gebacken werden. Lassen Sie die Muffins vollständig abkühlen, bevor Sie sie aus den Förmchen nehmen.
6.
7. Alternativ können Sie auch ½ Tasse Kokosöl durch ¼ Tasse Apfelmus ersetzen. Es ist nur die Hälfte der Menge an Apfelmus erforderlich, da die Haferflocken nicht so viel davon aufnehmen wie Kokosöl.

Schlussfolgerung

Im Laufe der kulinarischen Reise, die wir mit dem "Oat Cure Guide & Cookbook" begonnen haben, haben wir eine breite Palette von Themen rund um Gesundheit und Wohlbefinden behandelt. Unsere Recherchen konzentrierten sich auf die unzähligen Möglichkeiten, wie Hafer nicht nur als medizinische Zutat, sondern auch als geschmackliche Grundlage für die Küche genutzt werden kann. In Anbetracht der Tatsache, dass wir uns dem Ende dieser literarischen gastronomischen Reise nähern, ist es angebracht, zum Kern unserer Untersuchung zurückzukehren und die wichtigsten Erkenntnisse herauszudestillieren, die Ihnen, ähnlich wie eine Schüssel Haferflocken, die perfekt gekocht wurde, noch lange nach der Lektüre dieses Buches in Erinnerung bleiben werden.

In diesem Buch wird Hafer nicht nur als wesentlicher Bestandteil unserer täglichen Routine dargestellt, sondern auch als ganzheitliche Lösung für eine Vielzahl anderer gesundheitlicher Probleme. Dieses Buch ist ein Plädoyer für die transformative Kraft des Hafers. Es hat sich herausgestellt, dass Hafer ein echtes Superfood ist, das dem Körper eine Symphonie von Vitaminen, Mineralien und Ballaststoffen bietet. Die gründliche Untersuchung, die wir in dem komplizierten Netzwerk der Ernährung durchgeführt haben, hat uns diese Erkenntnis ermöglicht. Wir haben nicht nur die weit verbreitete Annahme untersucht, dass Hafer gut für das Herz-Kreislauf-System ist, sondern auch die Möglichkeit, dass er sich positiv auf das Immunsystem auswirkt, dass er ein Partner bei der Gewichtskontrolle sein kann und dass er bei Verdauungsproblemen helfen kann.

Wir haben festgestellt, dass Hafer unglaublich anpassungsfähig ist, was wir als Folge unserer Untersuchung der Anpassungsfähigkeit von Hafer im Bereich der kulinarischen Innovation herausgefunden haben. Wir haben gezeigt, dass Hafer für eine breite Palette von Anwendungen verwendet werden kann, von herzhaft bis süß, vom Frühstück bis zum Abendessen. Denn Hafer kann als Leinwand verwendet werden, auf die kulinarische Meisterwerke gemalt werden können. Es handelt sich dabei nicht um bloße Rezepturen, sondern um ein Fest des Hafers als kulinarisches Ausdrucksmittel, das beweist, dass eine gesunde Ernährung keine Kompromisse beim Geschmack erfordern muss. Bei den Rezepten, die für dieses Buch sorgfältig ausgewählt wurden, handelt es sich nicht um bloße Zubereitungen.

Zu Beginn dieser Reise wurde versprochen, einen umfassenden Leitfaden zu den zahlreichen Vorteilen von Hafer zu erstellen, und ich bin zuversichtlich, dass ich dieses

Versprechen einlösen kann, wenn ich mich dem Ende nähere. Bei der Navigation durch die komplexen Zusammenhänge der Haferernährung haben wir die Wissenschaft, die den gesundheitlichen Nutzen von Hafer untermauert, entmystifiziert. Darüber hinaus haben wir Ihnen köstliche und praktische Rezepte zusammengestellt, die es Ihnen ermöglichen, Hafer in Ihren Alltag zu integrieren, und zwar auf eine Weise, die sowohl nahtlos als auch angenehm ist.

Die erstaunliche Synergie von Gesundheit und Genuss, die Hafer auf den Tisch bringt, steht im Mittelpunkt unserer Untersuchung, und da wir uns mitten in der abschließenden Analyse des Terrains befinden, das wir durchquert haben, wollen wir die Essenz unserer Untersuchung in einem einzigen Punkt zusammenfassen. Dies ist nicht nur ein Kochbuch, sondern vielmehr ein Manifest, das die Vorstellung in Frage stellt, dass der Verzehr von Lebensmitteln mit unauffälligem Geschmack gleichbedeutend mit einer gesunden Ernährung ist. In dem heiklen Tanz zwischen dem, was als gesund gilt, und dem, was als dekadent betrachtet wird, hat sich Hafer als Dreh- und Angelpunkt erwiesen. Hafer hat eine robuste Textur und einen leicht nussigen Geschmack.

Eine Sache, die man aus dem "Oat Cure Guide & Cookbook" mitnehmen sollte, ist das Bewusstsein, dass der Versuch, die eigene Gesundheit zu verbessern, keine schreckliche Reiseerfahrung sein muss. Das ist die eine Sache, die man aus dem Buch mitnehmen sollte. Auf dem Weg zu einer Vitalität, die nicht nur nahrhaft, sondern auch rundum befriedigend ist, haben wir eine Technik entdeckt, dies durch die Verwendung von Hafer zu erreichen. Mit anderen Worten: Es erinnert uns daran, dass die Entscheidungen, die wir in der Küche treffen, ein Weg zu einem Leben voller Ausgeglichenheit und Vitalität sein können.

Ich möchte Sie einladen, die Seiten dieses Buches zu schließen, bewaffnet mit neuen Informationen und einer Sammlung von Rezepten, in denen Hafer enthalten ist. Ich möchte Sie ermutigen, Hafer nicht nur als kulinarische Zutat, sondern auch als Lebensstil zu betrachten - als eine Investition in Ihre Gesundheit und Ihr Glück. Lassen Sie sich mit jedem Bissen Hafer daran erinnern, dass Wohlbefinden kein Ziel, sondern eine Reise ist, und wenn Sie sich selbst daran erinnern wollen, dass Wohlbefinden kein Ziel, sondern eine Reise ist, dann lassen Sie diese Reise eine köstliche sein. Hafer hat die Fähigkeit, alltägliche Mahlzeiten in Momente der Nahrung, der Freude und des Wohlbefindens zu verwandeln. Das liegt an der Alchemie, die er in sich trägt. Ich hoffe, dass Ihre Küche ein Ort ist, an dem diese Metamorphose stattfinden kann.

Ich hoffe sehr, dass Sie im "Haferkur-Leitfaden & Kochbuch" eine Melodie gefunden haben, die eine Symphonie aus Ernährung und Gastronomie ist, die Ihre Geschmacksnerven anspricht und mit den Zielen, die Sie sich für Ihre Gesundheit gesetzt haben, in Einklang steht. Wir hoffen, dass jedes Rezept, das Sie auf Ihrer kulinarischen Reise mit Hafer zubereiten, Ihnen dabei helfen wird, eine gesündere und lebendigere Version von sich selbst zu werden, während Sie Ihre eigene Reise antreten. Zu Ehren des bescheidenen Hafers, eines Getreides, das trotz seines scheinbaren Mangels an Komplexität der Schlüssel zu einer Welt der Gesundheit und kulinarischen Perfektion ist, erheben wir unser Glas auf den Hafer.